Hijos de la adversidad

Vivir mejor

Biografía

Antonio Valenzuela es fisioterapeuta, máster en psiconeuroinmunología clínica y experto en terapia ortomolecular. Curioso empedernido y enamorado del aprendizaje continuo, sus ansias de conocimiento lo han llevado por todo el mundo en busca de personas que vale la pena escuchar, formándose en diferentes países. En su haber acumula 17 años de experiencia clínica, acompañando a las personas en su proceso de transformación vital, ayudándolas a alcanzar su mejor versión. Colabora como divulgador científico asesorando a empresas líderes en el sector de la salud integrativa. Es docente en distintas formaciones relacionadas con la salud y el bienestar, además de orador habitual en conferencias públicas y eventos, donde comparte su experiencia, conocimiento y pasión. Antonio dirige, junto a su pareja, un centro de fisioterapia y salud integrativa, y da consejos para un estilo de vida saludable en redes sociales.

@antoniovalenzuelacanovaca

https://antoniovalenzuela.com

Antonio Valenzuela

Hijos de la adversidad

*Cómo fortalecer tu salud
a través de hábitos ancestrales*

alienta

EDITORIAL

Obra editada en colaboración con Editorial Planeta – España

© Antonio Valenzuela Canovaca, 2022
© de las imágenes: VectorMine/Shutterstock

Diseño de portada: © Sylvia Sans Bassat
Arte realizado a partir de © VectorMine/Shutterstock

© 2022, Centro de Libros PAPF, SLU. – Barcelona, España

Derechos reservados

© 2025, Editorial Planeta Mexicana, S.A. de C.V.
Bajo el sello editorial BOOKET M.R.
Avenida Presidente Masarik núm. 111,
Piso 2, Polanco V Sección, Miguel Hidalgo
C.P. 11560, Ciudad de México
www.planetadelibros.com.mx

Primera edición impresa en España: abril de 2022
ISBN: 978-84-1344-151-1

Primera edición impresa en México en Booket: octubre de 2025
ISBN: 978-607-39-3634-7

Impreso en los talleres de Impresora Tauro, S.A. de C.V.
Av. Año de Juárez 343, Col. Granjas San Antonio,
Iztapalapa, C.P. 09070, Ciudad de México
Impreso y hecho en México / *Printed in Mexico*

A María, por conocerme y comprenderme mejor que nadie, no eres perfecta, eres pluscuamperfecta. Del 1 al 2, sin duda hasta el infinito.

A mi hermano, desde que naciste supe que no volvería a estar solo en este mundo.

A mis padres, Dori y Antonio, me lo habéis dado todo. Siempre recordaré cómo, ante mis miedos, me convertisteis en Súper Antonio.

A mis sobrinos, Pablo, Jesús, Nicolás, Carmen, Candela y, por supuesto, a mi ahijado Nachete, espero que os sintáis la mitad de orgullosos de mí de lo que yo lo estoy de vosotros.

A mi familia, tanto en la que nací como la que me acogió como uno más.

En especial a Yeli y Pedro, os quiero como a unos padres y sé que me queréis como a un hijo.

A Ginger, Limón y Menta, mis «perrohijos», por enseñarme el significado de una vida auténtica. No me hacéis la vida más fácil, pero sin duda la hacéis mejor.

A mis ancestros. Lo único seguro es que sin vosotros yo no estaría aquí.

A los maestros y mentores que creyeron en mí y me inspiraron.

A mis pacientes, por tantas lecciones vitales.

Sumario

Prólogo

Cuidado, estás a punto de cruzar un portal de conocimiento o, como le decían a Neo en *Matrix*, de «elegir la pastilla roja».

Una vez que inicies el camino del conocimiento y de la comprensión que hay detrás de las principales disfunciones del ser humano moderno, no habrá marcha atrás: tu vida va a cambiar.

Tranquilo, por suerte, el cambio vale la pena.

Llevo veinte años dedicándome a ayudar a las personas para que entiendan cuáles son las razones que las han llevado a que su cuerpo manifieste síntomas y para que, desde este conocimiento profundo de su situación, inicien los cambios necesarios a fin de mejorar su salud.

Desde mi experiencia, tengo la sensación de que el texto que tienes en tus manos es quizá el más completo sobre por qué el «modo de vida moderno» nos enferma y qué hábitos debemos recuperar para reconciliarnos con nuestro cuerpo.

En este libro, Antonio Valenzuela utiliza como marco de referencia la medicina evolutiva. Bajo la premisa de que la evolución transforma lo inevitable en una necesidad, este enfoque busca describir y entender cuál es el contexto en el que el ser humano ha vivido la mayor parte de su historia como especie y cómo esto ha influido y sigue influyendo en la fisiología del ser humano.

El saber convencional y más ampliamente aceptado ha simplificado la medicina evolutiva a una cuestión de alimentación. Quizá hayas oído hablar de la paleodieta o de la dieta basada en la evolución, pero con este libro vas a empezar a entender que en realidad la potencia y el impacto de este enfoque va mucho más allá de la alimentación.

La medicina evolutiva te habla de por qué tenemos que vivir de día y descansar de noche, de por qué debemos exponernos al sol y a la naturaleza o, en otras palabras, de por qué tenemos que vivir conectados. Por fin estamos ante un buen libro que sitúa este marco de referencia de la salud del ser humano en el lugar que le corresponde.

Quizá uno de los conceptos que más cambiarán tu vida tras la lectura de este libro sea el de la *hormesis*. Con él, dentro del concepto de la medicina evolutiva ha emergido algo revolucionario. Nuestro cuerpo avanzó mediante la selección natural para mejorar, hacerse más fuerte y regenerarse ante la exposición a estresores, siempre que estos se den con la intensidad adecuada. Resulta impresionante entender el profundo efecto positivo que tiene en nosotros pasar un poco de frío o calor o un poco de hambre o exponernos a una cantidad moderada de químicos de las plantas. Todos estos estresores activan mecanismos superpotentes de regeneración celular. En realidad, si lo piensas, es lo mismo que ya aprendiste respecto a la actividad física: cuando te mueves, tu cuerpo se estresa un poco, pero sabes que eso hace que mejore.

Mi experiencia me dice que, cuando las personas integran el concepto de hormesis según el cual una vida demasiado cómoda genera un cuerpo demasiado débil, estas inducen un cambio de perspectiva mental y pueden incorporar muchos hábitos en su vida, y no sólo sin sufrir por ello, sino con placer, tranquilidad y felicidad. Así que, ya sabes, prepárate para estresarte con alegría.

Bien, ¿y por qué creo que este libro es necesario y hasta quizá indispensable?

Vivimos en un momento donde todo el mundo te ofrece soluciones: deja el gluten, haz dieta keto, toma magnesio, sigue los cinco consejos ultrasecretos del monje chino «Fli-ping» para hackear tu salud... Y, ¿sabes?, no es así como funciona. Las soluciones no sirven para nada sin conocer el problema concreto al que se aplican.

A nuestro cerebro (el emperador corporal) le estresa la incertidumbre y está diseñado para disminuirla. Sí, has leído bien, la causa del estrés no es ni la alarma ni el peligro, sino la falta de información. Ante un peligro, si el cerebro sabe cuál es la conducta adecuada para salvaguardar su integridad física, emocional y social, simplemente lleva a cabo ese comportamiento y sin estrés. Pero, si no lo tiene claro y necesita más información, activa toda la maquinaria para obtenerla. Aquí es donde se produce la respuesta de estrés que todos conocemos.

Por eso, este libro no te ofrece sólo soluciones, sino el conocimiento para que, cuando apliques las estrategias que Antonio te propone, tu cerebro sepa y entienda cuál es la conducta adecuada para salvaguardar tu integridad y, por tanto, la facilite. Créeme, la diferencia entre aplicar un tratamiento sólo por probar y entender por qué se lleva a cabo y qué efectos tiene en tu cuerpo es abismal.

Hay un último aspecto que me gustaría destacar. Quizá por el hecho de que Antonio también ha sido paciente, en este libro no sólo explica conceptos y herramientas, sino que pone mucho énfasis en lo que debes hacer para que esta vez sí tengas éxito en llevarlas a cabo. Así que, compañero, como te dije al principio, prepárate: tu vida está a punto de cambiar.

Te deseo lo mejor.

NÉSTOR SÁNCHEZ

Capítulo 1
Mi viaje personal

Lo primero, darte las gracias

¡Hola! No sé si sabías que, según la ciencia, expresar gratitud mejora nuestra salud. Pues bien: gracias a ti, mi salud va a mejorar exponencialmente. Ni en el mejor de mis sueños pude concebir que a nadie le interesara tanto lo que hago como para comprarse un libro. Así que mil gracias y hagamos que tu compra merezca la pena.

Ahora me temo que voy a tener que explicar quién soy, y eso es un verdadero quebradero de cabeza para mí. Me considero alguien difícil de definir, entre otras cosas porque no me gustan las etiquetas, pero pienso que lo mejor es empezar por mi nombre: me llamo Antonio Valenzuela.

Podría simplificar (adoro simplificar conceptos) definiéndome como alguien que camina en la intersección entre la ciencia y las humanidades, enamorado a partes iguales de Harari y de Steve Jobs. Curioso empedernido y enamorado del aprendizaje continuo. Mis ansias de conocimiento me han llevado por todo el mundo en búsqueda de personas que valga la pena escuchar. Como decía Isaac Newton: «Si he logrado ver más lejos, ha sido porque he subido a hombros de gigantes».

A nivel profesional me dedico a la fisioterapia, la psiconeuroinmunología clínica y el estilo de vida saludable. Acompaño a las personas en su proceso de transformación vital, ayudándolas a obtener la mejor versión de sí mismas mediante cambios en su estilo de vida basados en alimentación, movimiento, control del estrés y mejora del descanso, para que optimicen todos sus procesos biológicos, sociales y, por qué no, espirituales. Además, colaboro como divulgador científico y soy orador habitual en conferencias públicas y eventos, donde comparto mi experiencia, mis conocimiento y mi pasión.

Uno de mis lemas favoritos es el siguiente: «Medicina es todo aquello que funciona y, si no funciona, no es medicina». En otras palabras, debemos dejar de centrarnos tanto en las patologías y más en las personas. Estoy convencido de que la solución a la mayoría de los problemas de salud no está en una *pastilla milagrosa*, sino en un cambio de estilo de vida: sólo si mejoramos nuestra relación con el entorno, con los demás y, lo más importante, con nosotros mismos, podremos buscar soluciones que nos permitan recuperar la salud perdida.

Mi historia personal

Quien soy hoy se lo debo a mi yo del pasado. Como decía Steve Jobs, sólo puedes conectar los puntos mirando hacia atrás. Mi historia es la de un chico introvertido, marcado por la obesidad y múltiples alergias. Cada primavera no era raro pasar varias noches en urgencias con la máscara de oxígeno en la boca y un corticoide en el culete.

Mi adolescencia no fue más benevolente, pues a ello se sumaron la dermatitis, la rosácea y un diagnóstico de hipotiroidismo. Acomplejado por mi peso, por una cara enrojecida y por tanta caspa que mis hombros se parecían a mi querida Sierra Nevada, me encerré más y más en mí mismo. Es cierto que con la medicación para la tiroides y una dieta perdí bastante peso, pero estaba aún muy lejos de mi mejor versión. Aunque la dieta era baja en calorías, no era de mucha calidad; apenas hacía ejercicio y mis niveles de ansiedad y frustración estaban disparados.

Años más tarde, cuando ya era fisioterapeuta, a toda mi retahíla de patologías sumé el dichoso colon irritable y los problemas de espalda. Como ves, toda una joyita.

Gracias a todos esos problemas de salud, comprendí aquella máxima de la medicina hipocrática de «en medicina no hay enfermedades, sino enfermos». Las dietas sacadas del cajón del endocrino, las pomadas de corticoides del dermatólogo o los laxantes del gastroenterólogo no eran la solución a mis problemas, sólo eran parches. Comprendí que, o bien el universo se había confabulado contra mí para hacerme pagar una deuda kármica de otra vida o todo lo que me ocurría debía tener las mismas raíces.

Es por ello por lo que inicié un largo proceso de transformación personal; me centré antes en la solución que en el problema.

Y así, cambio tras cambio, obtuve una versión mejorada de mí mismo, en la que mis antiguos problemas se convirtieron en mis maestros. Por todo ello me apasiona lo que hago: no sólo explico mi filosofía de vida, sino que también se la muestro al mundo. Trato de ser el ejemplo de lo que promulgo y tengo el firme propósito vital de ayudar a que el camino de la transformación sea accesible y fácil de llevar a cabo para todo el mundo.

La hormesis y el estoicismo: un antes y un después en mi vida

En mi camino hacia la sanación, dos conceptos resonaron con fuerza en mí. Uno es la hormesis; otro, el estoicismo. Todo cambió cuando en 2016, en un congreso de psiconeuroinmunología clínica celebrado en el hotel Siete Islas de Madrid, el genio holandés Leo Pruimboom nos expuso un concepto que supuso un antes y un después en mi concepción de la salud: la hormesis. Un término que hace referencia a que los peligros que en el pasado nos acechaban hoy nos sirven como medicina cuando los aplicamos en la dosis adecuada.

Llevemos a tierra este concepto. Una hambruna te puede matar, pero ayunos cortos mejoran tu salud. Y lo mismo con el frío, el calor, la suciedad, determinadas sustancias presentes en plantas y multitud de otros estresores que, cuando se aplican en la dosis óptima, activan en nuestro organismo vías protectoras contra multitud de patologías. Al comprender esto, entendí que quizá, por falta de los estímulos adecuados, tanto mi cuerpo como mi mente eran demasiado frágiles. Entonces fue cuando decidí retar a mi organismo a diario y esto me transformó. Como ves, uso mucho la palabra *transformar*. Su significado literal es «hacer que algo cambie o sea distinto, pero sin alterar totalmente todas sus características esenciales». Justo esto es lo que ocurre cuando conviertes la hormesis en un hábito de tu vida; en esencia sigues siendo el mismo, pero algo ha cambiado dentro de ti, pierdes el miedo a vivir y te abres a la posibilidad de una vida mejor. El beneficio de la hormesis no es sólo físico, también es mental. Cuando vivimos en una burbuja de confort, evitando la incomodidad a toda costa, se nos olvida que estamos vivos; nuestro mundo se vuelve muy pequeñito y la tediosa rutina nos lleva a vivir una vida en piloto automático.

**Cuando eres capaz de darte una ducha fría
en invierno, obtienes una satisfacción increíble
al ver que puedes hacer cosas que te resultaban
imposibles poco tiempo atrás.**

Meses después de la hormesis, el estoicismo llegó a mi
vida de la mano de Tim Ferriss y Nassim Taleb. Descubrí el
tremendo potencial escondido bajo los textos del gran Séneca. Como dice Marcos Vázquez, la filosofía estoica «me ayu-
dó a lograr más sufriendo menos». Me enseñó a adoptar una
perspectiva más productiva sobre la vida, a dirigir mi mente
hacia lo que está bajo mi control y disfrutar del proceso. El
estoicismo amuebló mi cabeza y fue lo que le dio sentido a
mi viaje de transformación personal. De tu mentalidad depende en buena medida la calidad de tu vida. Como decía
Marco Aurelio: «La felicidad de tu vida depende de la calidad de tus pensamientos». Así que más vale que trabajes
duro para fortalecerla (o mejor dicho, *antifragilizarla*; más
adelante descubrirás su significado). No te preocupes si te
has quedado con ganas de saber más, porque a lo largo del
libro hablaremos mucho más de hormesis y también te daré
algunas herramientas básicas para que puedas aplicar el estoicismo a tu vida diaria.

Eres el protagonista de tu vida

Todo lo que he contado hasta ahora suena muy bonito, pero
aquí el protagonista de esta historia no soy yo, eres tú. De
nada serviría que a mí me funcionara si mis resultados no se
pueden trasladar a toda persona que lo necesite. Es por ello
que toda la información y todos los recursos que tienes a tu
disposición en este libro están contrastados por la más rigu-
rosa evidencia científica (verás que he compartido multitud

de referencias a artículos científicos) y por los resultados extraordinarios que he visto conseguir a cientos de pacientes en los años que llevo como terapeuta. Aunque debo insistirte en que lo que de verdad importa aquí eres tú; yo simplemente me limito a simplificarte las cosas para ponértelo lo más fácil posible, pero tu tendrás que recorrer el camino poniendo en práctica lo que te cuento. Si no dedicas un poco de tu tiempo cada día a querer ser mejor... espero que tengas una mesa coja, porque eso será para lo único que te servirá este libro.

Los fundamentos de este libro son mi experiencia, tanto personal como clínica, y ciencia pura y dura.

Si yo pude, créeme, cualquiera puede

Una cosa que olvidé comentarte cuando me describí es que soy despistado, tremendamente desorganizado, algo perezoso, muy indeciso, procrastino a diario y tengo tendencia a dramatizar (sí, lo sé, estás pensando que mi mujer debe de ser una santa, y estás en lo cierto). Pero, como siempre digo, no soy un producto acabado, estoy en mejora continua. De hecho, una de las motivaciones que me llevaron a escribir este libro es la de ayudarme a mí mismo, porque cuando escribes das forma a tus pensamientos, que después se convertirán en actos, y estos actos, repetidos en el tiempo, se volverán hábitos (es una de las razones por las que recomiendo a mis pacientes que escriban en un diario los aspectos que desean mejorar en su vida y lo que hacen para conseguirlo).

Si eres de las personas que le echan la culpa a su «mala genética» (asúmelo, es más fácil buscar culpables que soluciones), tengo que decirte que esto tampoco es excusa para no mejorar: tu genética no determina tu destino. En mi caso, mi carga genética me hace ser un 70 por ciento más propenso a ser obeso que la media. Soy portador del temido gen de la obesidad, el FTO (del inglés *fat mass and obesity-associated*), que básicamente altera los niveles de la hormona del hambre, la grelina, y hace que las comidas de alto contenido calórico sean mucho más apetecibles (te convierte en un yonqui de los dónuts y las hamburguesas). Por si fuera poco, científicos de la Universidad de Granada descubrieron la relación de este gen «tan gracioso» con la depresión (casi *ná*, gordo y deprimido). ¡Ah! Se me olvidaba decirte que mis problemas de piel y el hipotiroidismo también tienen un fuerte componente genético. Como digo en mis conferencias: «Mis padres me hicieron con mucho cariño, pero con poco empeño». Fuera de bromas, es cierto que la genética puede suponer un hándicap; tendrás que esforzarte un poco más que la media para conseguir los mismos resultados, pero así disfrutarás tus logros más que la media.

El mensaje de fondo que te quiero transmitir con todo esto es que, si yo, que soy un completo desastre, he conseguido mejorar mi vida, estoy totalmente convencido de que tú también lo puedes hacer.

No me considero maestro de nada, más bien aprendiz de todo, pero si la vida es un viaje y todos conocemos adónde nos lleva, ¿por qué no disfrutarla?

Capítulo 2

La vida moderna nos enferma

El hombre parece adaptarse a la fealdad de los cielos humeantes, los arroyos contaminados y los edificios anónimos; a la vida sin la fragancia de las flores, el canto de los pájaros y otros estímulos placenteros de la naturaleza. Esta adaptación, sin embargo, es sólo superficial y destructiva a largo plazo. El aire, el agua, la tierra, el fuego, las fuerzas sutiles del cosmos, los ritmos naturales y la diversidad de la vida han moldeado la naturaleza del hombre durante el pasado evolutivo y han creado necesidades sensuales y emocionales profundamente arraigadas que no pueden ser erradicadas.

DR. RENÉ DUBOS, microbiólogo

Las enfermedades de la civilización

Mi obesidad, mi hipotiroidismo, mi alergia, mi insomnio, mi ansiedad, mis dolores de espalda, en definitiva, todas las dolencias que me impulsaron a dar un cambio a mi vida no son nada raro hoy en día; es más, me atrevería a decir que las vemos peligrosamente *demasiado* normales.

El número de personas con enfermedades crónicas no

transmisibles ha aumentado dramáticamente en las últimas tres décadas hasta alcanzar proporciones pandémicas. Quizá el término te resulte raro, incluso como algo alejado de tu vida diaria, pero, si te hablo de obesidad, diabetes o asma, seguro que ya te suenan más.

Dentro de este grupo se engloban las patologías cardiovasculares, la obesidad, la diabetes tipo 2, las afecciones respiratorias crónicas, ciertos tipos de cáncer, enfermedades autoinmunes, las patologías reumatológicas (artrosis, artritis, etcétera), los trastornos psicológicos (depresión, ansiedad, etcétera) y las enfermedades neurodegenerativas como demencia, párkinson o alzhéimer, además de un sinfín de alteraciones de la salud como el insomnio, el dolor menstrual, el estreñimiento, el colon irritable, dolores de cabeza, miopía o dolores de espalda.

Estos males son la principal causa de mortalidad y discapacidad en todo el mundo. En conjunto, son responsables del 71 por ciento de las muertes anuales a nivel mundial. Lejos de disminuir, según datos de la Organización Mundial de la Salud (OMS), se espera que la incidencia de las enfermedades crónicas aumente año a año. En España, más de la mitad de la población, es decir, más de veinte millones de personas, sufre al menos una enfermedad crónica, cuyo tratamiento consume el 80 por ciento del gasto sanitario español.

Aunque las estadísticas muestren un cataclismo, prueba de ello son los más de cuatro millones de personas que mueren anualmente por diabetes. Pero no es lo mismo morir de repente que hacerlo poco a poco, aunque sea un poco antes de lo previsto. Por eso, a las enfermedades crónicas las autoridades sanitarias y los medios de comunicación no les hacen tanto caso. Es por lo que algunos autores las han bautizado como los «asesinos silenciosos».

Quizá puedas pensar que no nos ha ido nada mal, ya que cada vez vivimos más años. Lo cierto es que hoy no es nada raro que cualquier habitante de una sociedad moderna desarrollada viva más allá de los ochenta años. La tremenda revolución tecnológica que ha experimentado la humanidad en los últimos trescientos años nos ha dado mayores cosechas y mejores medicamentos, que sin duda han alargado la esperanza de vida media de nuestra especie. Otra cosa distinta es la calidad de vida.

La esperanza de vida no nos dice nada del periodo de vida funcional y libre de enfermedades. Cuando hablamos de calidad de vida, el dato es tan alarmante como el hecho de que en la actualidad la esperanza de vida sin padecer enfermedad crónica se sitúe en el hombre en cuarenta y ocho años y en la mujer sólo en cuarenta y dos años. En otras palabras: en las sociedades occidentales pasamos una gran parte de nuestra vida enfermos.

No se trata de vivir más años, sino de vivir más y mejores años.

Piensa en cuántas personas que conoces toman, a diario, algún tipo de fármaco para sobrellevar alguna enfermedad crónica. Me refiero a las pastillas «de la tensión», «del colesterol», «del azúcar», «de la retención de líquidos», «de la tiroides», a los antiinflamatorios como el ibuprofeno, analgésicos como el paracetamol, antidepresivos, ansiolíticos, omeprazol, corticoides…, y la lista podría seguir hasta el infinito…

Si te das cuenta, para cada trastorno, un medicamento. Sin embargo, las enfermedades crónicas no son fruto de una única causa. Son el resultado de unos malos hábitos mantenidos en el tiempo. Sin embargo, la medicina convencional trata los síntomas, no las causas. Por eso, las dolencias y patologías vuelven a aparecer una y otra vez. En otras palabras, nos mantiene vivos, pero enfermos.

Las patologías crónicas son la muestra de una población enferma como consecuencia del estilo de vida de la sociedad en la que vivimos; es por ello por lo que se les llama «enfermedades de la civilización». En realidad, estas son raras o prácticamente inexistentes en los cazadores-recolectores y otras poblaciones no occidentalizadas que tienen un estilo de vida ancestral. Una mala alimentación y unos hábitos de vida poco saludables (sueño de mala calidad, sedentarismo, estrés crónico, falta de contacto con la naturaleza, etcétera) se han convertido en la receta perfecta de las afecciones crónicas más frecuentes, como las cardiovasculares, la ansiedad, la depresión, la artritis, la artrosis y un largo etcétera. Trastornos que no resolveremos tomando fármacos, sino cambiando hábitos.

¿Por qué enfermamos?

> Las enfermedades no surgen de la nada. Se desarrollan por pequeños pecados diarios contra la naturaleza. Cuando suficientes pecados se han acumulado, las enfermedades aparecen de repente.
>
> HIPÓCRATES, filósofo

En algunos casos tenemos muy clara la causa de determinadas enfermedades. Por ejemplo, las infecciones son causadas por la acción de un patógeno (virus, bacteria o parásito), muchas lesiones se deben a traumatismos (golpes, caídas, accidentes, etcétera). En otras palabras, estas patologías tienen una única causa bien definida. Sin embargo, en el caso de las afecciones crónicas, no lo tenemos tan fácil. Pongamos como ejemplo un infarto cardíaco; es fácil tender a pensar que la causa del ataque al corazón es el desprendimiento de una placa de ateroma que obstruye una arteria coronaria, pero, si lo piensas por un minuto, el desprendimiento de la placa no es la causa real de la enfermedad: es una consecuencia de un estilo de vida que desembocó en el desarrollo del evento cardiovascular.

De ahí la dificultad del manejo de las enfermedades crónicas; como decíamos antes, no son el fruto de una única causa, sino el resultado de unos malos hábitos mantenidos en el tiempo. Como con casi todo en esta vida, el ser humano tiende a perder la perspectiva de las cosas que realmente importan y, en el caso de nuestra salud, no hacemos excepción. El prestigioso genetista Theodosius Dobzhansky dijo: «Nada tiene sentido en biología si no es a la luz de la evolución». Si no atendemos a nuestra salud con una perspectiva evolutiva, nunca comprenderemos las enfermedades crónicas y, por tanto, no podremos hacerles frente de una manera efectiva. El abordaje de la salud con un prisma evolutivo recibe el nombre de medicina evolutiva. Es un enfoque propuesto en 1994 por Randolph Nesse y George Williams, médico y biólogo evolucionista, respectivamente, en un libro llamado *Why We Get Sick* [*Por qué enfermamos*]. Los autores se basan en la teoría de la evolución de las especies de Darwin para dar un enfoque global a la medicina, en el que ponen de manifiesto cómo las alteraciones crónicas no infecciosas modernas son fruto del conflicto entre nuestra genética y el entorno en el que vivimos, es decir, son consecuencia de un desajuste o *mismatch* evolutivo. Nuestras necesidades (de ejercicio, sueño y alimentación), así como una parte de nuestros comportamientos están genéticamente marcados por el ambiente donde nuestros antepasados se desarrollaron como especie; a este concepto se lo conoce como el «nicho biológico». No atender a las necesidades forjadas en nuestro nicho biológico es sinónimo de enfermedad.

El *mismatch* evolutivo

> Es cierto que los seres humanos pueden sobrevivir y multiplicarse en la jaula contaminada de la civilización tecnológica, pero a costa de sacrificar gran parte de nuestra humanidad para adaptarnos a tales condiciones... El mantenimiento de la salud biológica y de la salud mental requiere que la sociedad tecnológica proporcione de alguna forma la libertad biológica de la que se disfruta por nuestros antepasados paleolíticos.
>
> Dr. René Dubos, Revista *Life*, 1970

El famoso microbiólogo René J. Dubos (1901-1982) fue el primero en escribir sobre las consecuencias para la salud de una pérdida progresiva de contacto con nuestras raíces ancestrales, pues argumentó que las experiencias del Paleolítico crearon necesidades biológicas que podrían no satisfacerse en el contexto de la rápida urbanización global. Postuló que, para adaptarnos a los paisajes urbanos modernos y a la alta tecnología, los humanos hemos pagado un precio en forma de mayor angustia psicológica (síntomas de ansiedad y depresión) y disminución de la calidad de vida. Recuerda que cuando Dubos escribió esto no existía internet, ni móviles ni redes sociales... Así que imagina lo que pensaría del mundo actual.

Nuestra historia en este planeta, desde los primeros humanos hasta la actualidad, se remonta aproximadamente a unos ciento veinte mil años (y a más de dos millones y medio de años si nos referimos a los homínidos). Cuando pensamos en los primeros humanos, tendemos a imaginárnoslos domeñando la naturaleza a su antojo, aunque nada más lejos de la realidad. La imagen de nuestros antepasados cazando grandes venados y mamuts corresponde más al terreno de lo mitológico que al de lo real. Durante millones de años subsistimos a base de recolectar plantas, capturar insectos, cazar pequeños animales y comer la carroña que dejaban los grandes y poderosos carnívoros. Los primeros humanos raramente cazaban grandes presas; por el contrario, vivían con el temor constante a ser devorados por depredadores. Nuestros genes se forjaron en un contexto de adversidad, generando respuestas adaptativas protectoras a desafíos ambientales como el frío, el calor, los ayunos involuntarios por falta de alimento, etcétera. En otras palabras, somos hijos de la adversidad. No fue hasta hace apenas diez mil años, con la invención de la agricultura, y más concretamente hace unos trescientos años con la revolución industrial y tecnológica, cuando nuestro estilo de vida cambió radicalmente. Esto implica que, durante el 99,6 por ciento del tiempo que nuestra especie ha estado sobre el planeta, hemos vivido en una era Paleolítica en la que nuestros genes se moldearon para dar respuesta a las necesidades de esa vida. Debido al curso de la evolución, los cambios genéticos se dan muy lentamente; toda selección natural ocurre a lo largo de eras geológicas y su duración es casi inconcebible para nosotros, por lo que diez mil años a nivel evolutivo es poco más que un parpadeo. En definitiva, nuestros genes son los mismos que los de los humanos de la edad de las cavernas, pero el entorno es radicalmente diferente. En todo este tiempo hemos pasado de nómadas cazadores-recolectores a vivir en las modernas sociedades actuales con comida envasada, electricidad, calefacción, agua corriente y un sinfín de comodidades inimaginables hace tan sólo unos años.

En los últimos cien mil años nuestros genes apenas han evolucionado. Seguimos teniendo los genes de un cazador-recolector. Nuestros genes se forjaron en la adversidad y se expresan con enfermedad en la comodidad.

La evolución adapta los organismos al entorno en el que viven. Pero, cuando el entorno cambia bruscamente (como en el caso de nuestra especie), las adaptaciones al entorno ancestral pueden fallar en el moderno, esto produce un desajuste o *mismatch* que se traduce en enfermedad y que sólo puede resolverse mediante la evolución o modificando el entorno actual. Como hemos visto, la evolución es muy lenta, por lo que esperar a que corrija los desajustes no es una opción para los problemas de la salud de la actualidad, que requieren soluciones inmediatas. Por lo que no nos queda otra que reintroducir en nuestra vida hábitos ancestrales que nos reconcilien con nuestros genes.

La salud de lo ancestral

En cuanto comprendemos el peso de la evolución en nuestra salud, resulta muy fácil entender que, según diversos estudios, las enfermedades de la civilización son raras o prácticamente inexistentes en los cazadores-recolectores y otras poblaciones no occidentalizadas que tienen un estilo de vida ancestral.

Hay datos que muestran que poblaciones mínimamente afectadas por los hábitos modernos, como los cazadores-recolectores (por ejemplo, aborígenes australianos, el pueblo san del desierto del Kalahari, los hadzas de Tanzania, los kungs de África austral, los kreen-akrores de Brasil, los inuits de Groenlandia y los yanomamis de la selva amazónica), los horticultores (como los tsimaneses en Bolivia, los quechuas tradicionales de Perú, los waraos venezolanos y varias poblaciones indígenas de Papúa Nueva Guinea) y los pastores tradicionales (como los masáis de Tanzania y Kenia y la etnia evenki de Siberia), exhiben una mejor composición corporal, una aptitud física superior y mejores marcadores de salud en comparación con las poblaciones de control de los países industrializados.

Estas poblaciones son mucho más saludables que las personas occidentalizadas. Ni rastro de diabetes, obesidad o cáncer.

Quizá llegado a este punto pienses que los cazadores-recolectores no sufren enfermedades crónicas porque sencillamente mueren antes de poder padecerlas. Es verdad que es más probable sufrir un infarto o un cáncer a los sesenta años que a los treinta y también es cierto que la esperanza de vida media en un cazador-recolector es de treinta a cuarenta años. Pero esta última es una verdad a medias, ya que la reducida esperanza de vida media, como señalan Gurven y Kaplan en su excelente artículo de 2007 titulado «Longevity Among Hunter-Gatherers: A Cross-Cultural Examination» [Longevidad entre cazadores-recolectores: un examen transcultural], se debe en gran medida a la elevada incidencia de la mortalidad infantil. Una vez superados los peligrosos primeros años, no es raro que un cazador-recolector alcance los sesenta años e incluso los ochenta o más. Y, sin embargo, las enfermedades crónicas son casi inexistentes incluso en estas edades avanzadas. También sería fácil pensar que el motivo de la buena salud tanto de los cazadores-recolectores como de otras poblaciones no occidentalizadas es que tienen una genética privilegiada que los protege de las enfermedades crónicas. Pero esto parece no ser cierto. De hecho, varios estudios han demostrado que, cuando esas poblaciones adoptan una dieta y un estilo de vida occidental, su riesgo de patologías crónicas degenerativas es similar o incluso mayor que en las poblaciones modernas. Y más interesante aún es que, cuando vuelven a su estilo de vida tradicional original, recuperan la salud perdida.

En otras palabras, son sus hábitos, no su genética, lo que los hace estar tan sanos. Como ya te comenté cuando te hablaba de «Mi viaje personal», nuestro genotipo no determina nuestro destino. El genotipo es el conjunto de la información genética almacenada en nuestros genes. El genotipo es como el manual de instrucciones de nuestro organismo, lo que determina las características de un individuo. Por otro lado, el fenotipo es la expresión en forma física del genotipo; son los rasgos que podemos observar, bien como una característica física o como un comportamiento. Tu fenotipo sería lo que construye tu organismo con el manual de instrucciones. Las enfermedades crónicas tienen un componente genético (genotipo), pero nuestro estilo de vida es el responsable de que se exprese (fenotipo) de manera patológica o, por el contrario, «guarde silencio». Los genes cargan la pistola, pero es el estilo de vida quien aprieta el gatillo. Nuestros genes se adaptaron a expresarse a favor del estilo de vida ancestral, por lo que tiene todo el sentido que las poblaciones que viven tradicionalmente en un ambiente que guarda similitud con el entorno de nuestros antepasados paleolíticos estén libres de afecciones modernas.

Poblaciones ancestrales:

- Misma genética que las poblaciones occidentales.
- Distinto estilo de vida y medio ambiente que las poblaciones occidentales.
- Mejor salud que las poblaciones occidentales.
- Estilo de vida activo en armonía con el medio ambiente.

Debido a las diferencias de ecosistemas, clima y ubicación geográfica en que viven las distintas poblaciones ancestrales, todas ellas difieren entre sí con respecto a sus hábitos de dieta y estilo de vida. Por ejemplo, un indio yanomami se pasará el día en el bosque amazónico buscando insectos, raíces y frutos, mientras que un inuit del Ártico basará su dieta en pescado y carne de foca. Sin embargo, todos estos pueblos tradicionales tienen ciertas características en común de las que podemos extraer valiosas lecciones para aplicarlas en nuestro mundo moderno.

Lecciones del Paleolítico:

- Vivían en ambientes naturales: ricos en estímulos auditivos, visuales y olfativos naturales.
- Exposición solar regular.
- No estaban en contacto con tóxicos, ni contaminación del aire, ni productos de desecho peligrosos, ni pesticidas, ni plásticos ni químicos industriales.
- Dieta basada en alimentos provenientes de la caza y la recolección, mínimamente procesados y muy ricos en fitoquímicos.
- Periodos marcados por la escasez de alimento (ayunos forzados).
- Actividad física, vital para la supervivencia, a menudo bajo condiciones de ayuno y en entornos naturales.
- Suficiente descanso, adecuado a los ciclos naturales de luz diurna y oscuridad nocturna.
- Exposición a las inclemencias climáticas, como el frío, la lluvia o el calor.
- Mucho contacto con microbios no patogénicos beneficiosos (old friends).
- Vida en tribus pequeñas con estrecho contacto social, fuerte sentimiento de pertenencia al grupo y un marcado sentido de propósito.

Como ya sabes, tanto el entorno en el que vivimos como el estilo de vida e incluso nuestros pensamientos pueden activar o desactivar ciertos genes de nuestro genotipo y expresar fenotipos de salud o enfermedad. Pues bien, las características anteriores reflejan la manera de vivir «típicamente humana», son los estímulos que necesita nuestro genotipo para expresar salud; en definitiva, un estilo de vida coherente con nuestra genética.

En cambio, actualmente vivimos en entornos urbanos alejados de la naturaleza, expuestos a tóxicos y sustancias químicas con las que nunca habíamos tenido contacto, recluidos en interiores, con la misma temperatura, sin apenas exposición a la luz natural y sobreexpuestos a la luz artificial noche y día; nos sobrealimentamos con productos ultraprocesados que nunca estuvieron presentes en ninguna dieta tradicional, vivimos siempre con estrés crónico que no nos lleva a ningún sitio, pasamos la mayor parte del día sentados mirando pantallas, con mucho contacto virtual pero con poco contacto real, en vez de conectar con nuestro grupo social, vivimos aislados sintiéndonos solos aun cuando estamos rodeados de personas, todo esto mientras nos sobremedicamos para poder tolerar la vida «que nos ha tocado vivir».

Fenotipo ancestral	Fenotipo moderno
• Dieta ancestral con ayunos forzosos. • Estrés psicológico agudo y vital. • Actividad física regular. • Exposición al frío y al calor. • Exposición solar adecuada. • Ritmo circadiano sincronizado con el ciclo luz-oscuridad. • Contacto estrecho con la naturaleza. • Exposición a microbios no patógenos (*old friends*). • Baja exposición a contaminantes ambientales. • Fuerte sentido de propósito vital y de pertenencia al grupo.	• Dieta occidental con sobrealimentación. • Estrés psicológico crónico no vital. • Sedentarismo. • Normotermia. • Exposición solar inadecuada. • Disrupción del ritmo circadiano. • Déficit de naturaleza. • Excesiva limpieza, alteración de la microbiota. • Alta exposición a contaminantes ambientales. • Desconexión social y falta de propósito vital.

√ Conclusión: no se trata de volver a las cavernas

Con todo esto no pretendo venderte que la solución a tus problemas está en renegar de la civilización para vivir en una caverna como cazador-recolector en medio del campo. Nuestros antepasados paleolíticos no vivían precisamente en una utopía. Para poner en contexto los rigores de la vida ancestral, considera la tremenda mortalidad infantil, las hambrunas, las olas de frío y calor extremos, las sequías, las infecciones, los ataques de animales salvajes, los traumas físicos, etcétera.

La civilización nos ha dado unas oportunidades y acceso a comodidades impensables hace unas pocas décadas, pero no podemos ignorar que quizá se haya disfrazado de «progreso» una serie de elementos altamente nocivos a la larga con el pretexto de mejorar la calidad de vida inmediata. Ese ambiente tan controlado, higienizado y denso en calorías en el que vivimos nos conduce inexorablemente al desarrollo de enfermedades crónicas.

Todos los días me encuentro con personas con problemas de salud que intentan mejorarlos y no consiguen nada aun poniendo todo de su parte. Hacen sus seis comidas diarias de rigor, controlan las grasas, incluso priorizan los alimentos etiquetados como *light*, se cuidan del frío y del calor, van una hora al gimnasio para mitigar su sedentarismo, cuidan su higiene y la de su domicilio con los productos antibacterianos más potentes, cuidan de sus relaciones y tienen muchas amistades por redes sociales.

Paradójicamente, nada de lo anterior te acercará al estado de salud y bienestar que anhelas. Pero no te apures, los cambios que necesitas para optimizar tu salud son más sencillos de lo que piensas. Sólo necesitas introducir en tu día a día los estímulos ancestrales y convertirlos en hábitos, sin renunciar a lo bueno que nos brinda la vida moderna.

En definitiva, necesitamos comida real, ayunos, actividad física, respirar correctamente, sol y luz natural, exposición al frío y al calor, conexión social y contacto con la naturaleza. Volver a una vida ancestral podría ser tanto la medicina como la vacuna contra las enfermedades crónicas de la vida moderna. Considera este libro como un manual para la buena vida, pero sin dogmas inquebrantables. Como decía Bruce Lee: «Adapta lo que es útil, rechaza lo que es inútil y añade lo que es específicamente tuyo».

Capítulo 3

Hormesis: por qué lo ancestral te convertirá en antifrágil

> Hay cosas que se benefician de las crisis; prosperan y crecen al verse expuestas a la volatilidad, al azar, al desorden y a los estresores, y les encanta la aventura, el riesgo y la incertidumbre. Pero, a pesar de la omnipresencia de este fenómeno, no existe una palabra que designe exactamente lo contrario de frágil. Aquí lo llamaremos antifrágil.
>
> NASSIM TALEB, economista

Definiendo *antifrágil*

Como ya hemos dicho, si queremos avanzar, debemos volver a nuestros orígenes, reconectarnos con nuestro yo ancestral para recuperar la salud que nos pertenece. Ahora toca explicarte el cómo y el porqué.

Vivimos en una sociedad en la que comemos sin hambre, nos abrigamos antes de tener frío y hacemos lo indecible por movernos lo mínimo posible. La cultura occidental nos ha inculcado la idea de que nuestro cuerpo es débil, que hay que preservarlo de cualquier incomodidad, que somos tan frágiles que podemos enfermar en cualquier momento. Y que sólo protegiéndonos y medicándonos podemos mantener unos niveles aceptables de bienestar.

Esta concepción *fragilista* de la humanidad viene de equipararnos a máquinas cuyo el uso estropea. Pero los seres vivos son sistemas complejos que tienen la increíble capacidad de regenerarse a sí mismos cuando se dan determinadas circunstancias. Si no, imagina lo mágico que es que tu cuerpo pueda cicatrizar una herida. No somos frágiles, somos lo contrario: antifrágiles.

El término *antifrágil* fue acuñado por el filósofo y economista (ya sé que la mezcla es curiosa) Nassim Taleb. Este término es, incluso, el título de uno de sus libros más famosos: *Antifrágil: las cosas que se benefician del desorden.*

En el libro, Taleb nos explica interesantes conceptos financieros sobre cómo, en el intento permanente de eliminar los riesgos de los mercados, se genera una gran fragilidad en el sistema que a la larga ocasiona problemas mucho mayores (como las grandes crisis). Pero lo más interesante del libro es la posibilidad de extrapolar muchos de estos conceptos a la biología, para explicar cómo mejorar la salud al someterse a estresores fisiológicos, y la importancia de darle a nuestro cuerpo aquello que espera (estímulos y nutrientes adecuados).

Lo contrario de *frágil* no es *fuerte*, sino *antifrágil*. Algo fuerte simplemente resiste ante lo lo negativo. Sin embargo, algo antifrágil se beneficia, e incluso mejora, ante estímulos negativos.

Lo antifrágil se fortalece con la adversidad.

Un ejemplo muy obvio es nuestro sistema inmunitario. Las defensas de nuestro cuerpo se desarrollan y mejoran cuando las exponemos a estímulos negativos externos, como bacterias, virus, hongos, frío, etcétera. No sólo nuestro sistema inmune es antifrágil; en realidad, todo nuestro cuerpo es el vivo ejemplo de antifragilidad. Nuestros músculos, pulmones, corazón e incluso nuestro cerebro se hacen más fuertes cuando son sometidos a estímulos estresantes para los que están bien adaptados genéticamente. En biología este fenómeno de antifragilidad es conocido como *hormesis*.

Qué es la hormesis

Como ya te comenté en «Mi viaje personal», el concepto de hormesis supuso un antes y un después en mi concepción de la salud, y espero que a partir de hoy lo sea de la tuya. El término hace referencia a cómo los peligros que en el pasado nos ponían en riesgo, hoy nos sirven como medicina cuando los aplicamos en la dosis adecuada. La hormesis se basa en la vieja sabiduría popular de «lo que no te mata, te hace más fuerte». Afortunadamente, ahora se considera científicamente probada. Nuestros genes se forjaron en la adversidad y generaron respuestas adaptativas protectoras ante desafíos ambientales como el frío, el calor, los ayunos involuntarios por falta de alimento, etcétera. La vida moderna hipoteca nuestra salud futura en pos de la comodidad presente. Vivimos en un mundo anestesiado de estímulos; las respuestas biológicas de antifragilidad grabadas en nuestros genes se difuminan en las horas que pasamos sentados en cómodos sillones, con la calefacción a toda mecha, devorando ultraprocesados y sin más reto intelectual que elegir una serie de Netflix (de hecho, la mayoría de las veces Netflix elige por nosotros).

El término hormesis (acuñado por Mattson) hace referencia al proceso por el cual exponemos nuestro cuerpo a estos estresores evolutivos en una dosis terapéutica para activar en nuestro organismo vías protectoras contra multitud de patologías.

Curva en J de la hormesis:

✓ Bajas dosis son beneficiosas
✓ Altas dosis son perjudiciales

Riesgo

región
hormética

Dosis tóxica

Beneficio

Riesgo de referencia

Dosis de estresor (ej. toxinas, frío, calor, hambre, etcétera)

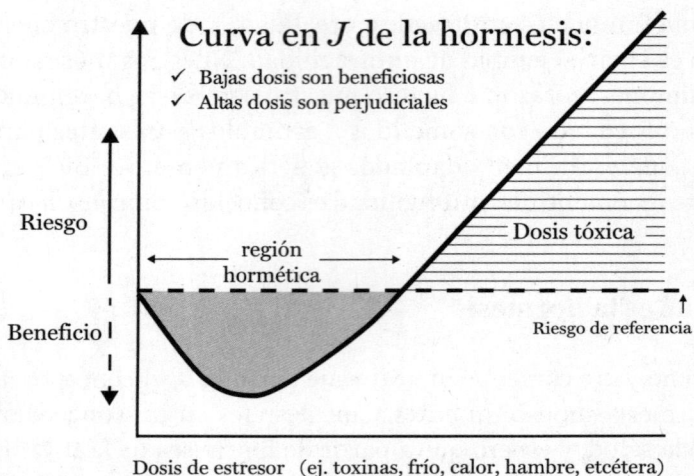

Fuente: Elaboración propia.

Estímulos horméticos: tóxicos en altas dosis, pero protectores en dosis bajas.

Mientras que nuestros antepasados morían por hambre e infecciones repetitivas, exposición al frío o al calor, periodos de ayuno, suciedad y consumo regular de determinadas sustancias presentes, generalmente, en plantas de sabor amargo, la realidad es que estos estímulos, aplicados en dosis óptimas, activan en nuestro organismo vías protectoras contra multitud de patologías. En otras palabras, proporcionan activadores horméticos.

Son factores como:

- El ejercicio físico.
- El ayuno intermitente.
- La suciedad natural.
- La exposición al frío (por ejemplo, con duchas de agua fría).

- La exposición al calor (por ejemplo, en una sauna).
- Los retos cognitivos.
- Fitoquímicos y determinados nutrientes.

Ante la enfermedad, tendemos a pensar que nuestro cuerpo nos está traicionando, pero quizá la traición corre de nuestra cuenta al privarlo de los estímulos necesarios a los que está adaptado para poder funcionar óptimamente.

¿Cómo funciona la hormesis?

Todas las enfermedades crónicas, incluido el envejecimiento prematuro, se producen por un acúmulo progresivo de daños en nuestras células, consecuencia de un estado de inflamación crónica y un elevado estrés oxidativo. Aquí es justo donde actúa la hormesis, al resolver la inflamación y atenuar el estrés oxidativo celular, además de estimular todas las vías regenerativas de nuestro organismo.

Pero, antes de explicarte cómo actúa la hormesis, permíteme volver a los conceptos de inflamación crónica y estrés oxidativo para dejártelo todo clarito.

Es cierto que la inflamación tiene muy mala fama, ya que hoy en día sabemos que está detrás de casi todas las enfermedades. Por ejemplo, la evidencia científica nos dice que es muy difícil que nuestro organismo pueda desarrollar cáncer si no existe un sustrato de inflamación crónica que lo predisponga. Justo el término *crónica* es lo que diferencia a una inflamación fisiológica de una patológica. Mientras que los episodios de inflamación aguda y breve que se producen ante, por ejemplo, un daño o una infección son necesarios para que se pueda resolver la agresión producida contra nuestro organismo, existe otro tipo de inflamación, altamente perniciosa para nuestra salud. Esta es menos intensa pero mantenida en el tiempo, originada en respuesta, no ante un daño o infección, sino como resultado de nuestros malos hábitos, tanto a nivel de alimentación, sueño, estrés, relaciones sociales, falta de tiempo en la naturaleza y ejercicio físico, o por la exposición a tóxicos como el tabaco y la contaminación ambiental.

**En este tipo de inflamación,
la activación crónica del sistema inmune
se convierte en dañina para nuestro
propio organismo.**

Otro aspecto que se debe tener en cuenta es que la inflamación, como un buen libro, debe tener un inicio, una trama y un desenlace; de lo contrario, es muy dañina para el organismo (piensa que una infección crónica, en la que la respuesta inflamatoria se mantiene activada durante un largo periodo, puede costarnos la vida). Lo que ocurre es que, como la inflamación sistémica crónica de bajo grado se produce en respuesta a nuestro estilo de vida, si no cambiamos este, nunca conseguiremos solucionarla. La buena noticia es que no hay mejor medicina antiinflamatoria que una vida ancestral.

De la mano de la inflamación crónica, viene la otra gran amenaza contra nuestra salud: el estrés oxidativo. Un proceso de deterioro celular que ocurre cuando, debido a un mal funcionamiento del metabolismo, se produce un acúmulo excesivo de unas moléculas altamente inestables llamadas «radicales libres», que dañan diferentes estructuras de la célula, entre ellas el ADN. Esto conduce a procesos degenerativos que desembocan en todo tipo de enfermedades crónicas.

No te sientas abrumado ante tantos peligros para nuestra salud. En esencia, las causas del exceso de estrés oxidativo y de la inflamación sistémica crónica de bajo grado son las mismas: los hábitos que adoptamos como consecuencia de la vida moderna. Y, por ende, la solución también es común y, como seguro que estás pensado, se llama hormesis.

La hormesis contrarresta los efectos de la inflamación crónica sistémica de bajo grado y del estrés oxidativo al actuar, principalmente, en dos niveles:

- Regulando el sistema nervioso autónomo.
- Activando la Nrf2.

La hormesis regula el sistema nervioso autónomo

Tendemos a pensar que somos seres conscientes, pero la realidad es que la mayor parte de nuestro tiempo vivimos en piloto automático, bajo las órdenes del sistema nervioso autónomo. Este es el responsable de acciones inconscientes como respirar, los latidos del corazón o la digestión, pero también de estresarnos y relajarnos. La mayoría de nuestras acciones son reacciones automáticas de nuestro sistema nervioso en respuesta al entorno (por ejemplo, cuando nos cabreamos y decimos algo que no queríamos decir, es porque nuestro sistema nervioso ha tomado las riendas). El sistema nervioso tiene dos ramas, el simpático y el parasimpático, que son como el yin y el yang, dos contrarios que se complementan con el fin de mantener la homeostasis o el equilibrio de nuestro organismo.

- Sistema nervioso simpático (lucha o huida): te prepara para la acción. Activa la inflamación en nuestro cuerpo y la liberación de hormonas de estrés a la sangre. Aumenta el ritmo cardíaco y respiratorio. Tensa nuestros músculos y libera energía (grasa y glucosa) para que estos puedan usarla rápidamente.

- Sistema nervioso parasimpático (descansa y repara): es el opuesto del simpático, en otras palabras, «para el simpático». Disminuye la presión arterial, ralentiza los latidos de nuestro corazón y el ritmo respiratorio, aumenta la tolerancia al dolor y mejora la función digestiva. Además, favorece la recuperación, la regeneración, la socialización y nos ayuda a conciliar el sueño.

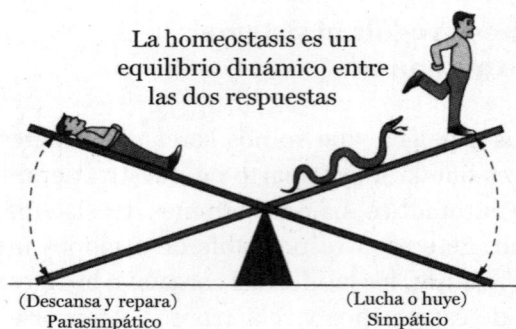

La homeostasis es un equilibrio dinámico entre las dos respuestas

(Descansa y repara)
Parasimpático

(Lucha o huye)
Simpático

Fuente: Elaboración propia a partir de un diseño de Pearson Education © 2007.

En la vida ancestral existía un predominio del parasimpático con ráfagas de activación simpática.

Nuestro sistema simpático evolucionó para activarse de manera rápida y potente ante las amenazas ancestrales a las que nos enfrentábamos y que ponían en riesgo nuestra vida, como depredadores, tribus enemigas, hambre, sed, frío, calor, etcétera. Los antiguos peligros eran muy intensos, pero con desenlaces rápidos, por lo que la activación puntual del simpático nos permitía orquestar una respuesta en la que nuestro cuerpo se movía intensamente, gastando una gran cantidad de energía para responder ante la amenaza con lucha, huida o búsqueda, según la naturaleza del peligro. Una vez que la amenaza era solucionada (no solucionarla suponía nuestra muerte), el sistema nervioso parasimpático tomaba las riendas para calmar y reparar los posibles daños acontecidos mientras lidiábamos con la amenaza. El entorno en el que vivimos hoy en día ha cambiado de modo radical con respecto al de nuestros ancestros. Por suerte, es mucho más seguro. Ya no tenemos que salir corriendo o pelear por nuestra vida cada poco tiempo, ni pasar horas buscando alimentos bajo el frío o el calor extremos. Sin embargo, nuestro cerebro aún no se ha enterado de esto. Para él, el pago de la hipoteca representa una amenaza tan real como ser perseguido por un león. Por inútil que sea, nuestro cerebro sigue activando al simpático ante las amenazas modernas, como el estrés en el trabajo, los problemas familiares y económicos, las preocupaciones sobre la sociedad y la política, los atascos, la contaminación, el sedentarismo, el sueño insuficiente, los ultraprocesados o el tabaco.

Amenazas ancestrales	Amenazas modernas
Agudas	Crónicas
De corta duración	De larga duración
Intensas	Menos intensas
Se solucionan con movimiento	Difícil solución

Las amenazas de la vida moderna son de menor intensidad (el jefe o nuestra pareja, por mucho que rujan, no son un león), pero de mayor duración, por lo que mantienen al sistema nervioso simpático continuamente activado.

Nuestro sistema simpático se diseñó para pasar de cero a cien en pocos segundos, no para estar en constante ralentí. Pero justo es así como vivimos hoy en día, bajo la continua influencia de un sistema simpático siempre activo, no de una manera muy elevada, pero lo suficiente para interferir con los procesos de relajación, reparación, recuperación y socialización del sistema parasimpático. Esto, mantenido en el tiempo, tiene consecuencias nefastas para nuestra salud. La mejor solución para romper la sobreactivación simpática es volver a dar un sentido evolutivo al estrés. Generar una coherencia entre la naturaleza del estímulo y la respuesta de nuestro organismo. En este sentido, la hormesis es una intervención única. Nos lleva de vuelta a los peligros ancestrales, pero en dosis terapéuticas (cortas, intensas, pero seguras) y, así, activa al simpático de manera momentánea (como debe ser) para dar paso a una activación prolongada del parasimpático.

Cuando practicamos deportes (mejor de contacto), ayunamos, nos damos una ducha fría o una sauna, hacemos unos ejercicios de hipoxia intermitente o caminamos descalzos por el campo, generamos una activación de nuestro organismo, pero con una gran relajación posterior. Créeme: no hay mejor meditación que una ducha fría.

El papel de la Nrf2

En mis conferencias siempre suelo hacer la misma pregunta: ¿en qué se diferencia una persona de una lavadora? Obviamente hay muchas diferencias, pero la que a mí me interesa es la capacidad de regeneración de los tejidos vivos frente a las máquinas. Pues bien, aquí radica el otro gran poder de la hormesis: la capacidad de activar las vías regeneradoras de nuestro organismo. En este sentido, cobra especial relevancia el papel de la Nrf2.

El factor 2 relacionado con el factor nuclear eritroide 2, o la Nrf2 para los amigos, es un regulador clave del correcto funcionamiento celular. La importancia de la Nrf2 es tal que, en la literatura científica, se conoce como el «regulador maestro de la expresión de genes de antioxidantes, de la desintoxicación y la defensa celular».

El descubrimiento de la Nrf2 ha sido crucial para comprender el proceso de la hormesis. La Nrf2 es un factor de transcripción o transcriptasa, una proteína que, una vez activada, es capaz de migrar al núcleo de la célula y decodificar el ADN y así generar una serie de respuestas en la célula. En ausencia de estímulos, la Nrf2 permanece inactiva, con todo su potencial dormido en el interior de cada una de nuestras células, a la espera de ser despertado cual *bella durmiente*. Una vez que la llamada de la naturaleza toca a su puerta en forma de estímulo evolutivo, la Nrf2 despierta de su profundo letargo y, activada, migra al núcleo de la célula, donde se une a sus genes objetivo y provoca la expresión de multitud de moléculas altamente protectoras.

En concreto, la Nrf2 ejerce sus funciones a través de más de doscientos setenta genes diferentes. Tiene una doble capacidad, ya que puede:

- Inducir la expresión de doscientos treinta genes objetivo → vitagenes.
- Reprimir la expresión de entre treinta y cuarenta genes objetivo.

La Nrf2 permite que se expresen los vitagenes, unos genes tremendamente protectores de la salud y relacionados de forma íntima con la longevidad del ser humano. Pero, al mismo tiempo, es capaz de silenciar genes que pueden predisponer al envejecimiento prematuro, a la inflamación crónica y a multitud de patologías, entre ellas, distintos tipos de cáncer.

Hormesis: el papel de la Nrf2

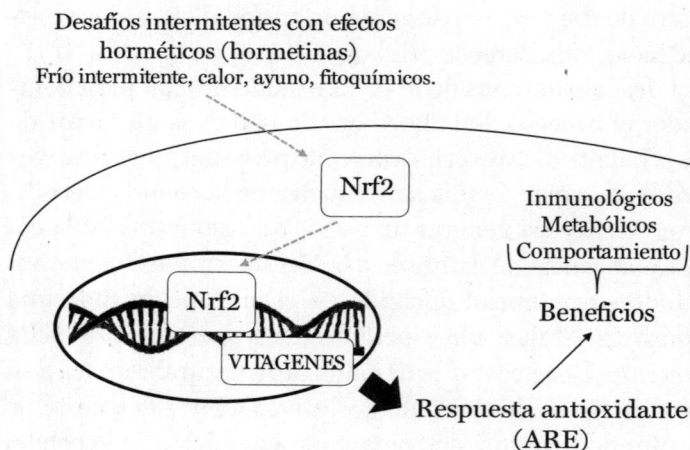

Desafíos intermitentes con efectos horméticos (hormetinas)
Frío intermitente, calor, ayuno, fitoquímicos.

Nrf2

Inmunológicos
Metabólicos
Comportamiento

Nrf2

VITAGENES

Beneficios

Respuesta antioxidante
(ARE)

Fuente: Elaboración propia.

La Nrf2 y la activación de los vitagenes

El término *vitagen*, acuñado por el científico estadounidense Edward J. Calabrese, hace referencia a un conjunto de doscientos treinta genes que son activados mediante la Nrf2 y que son responsables de respuestas muy beneficiosas para nuestra salud; de ahí su nombre de «genes de la vida». Concretamente, los vitagenes intervienen en procesos como:

- Expresión de enzimas antioxidantes. Como la Nadph, quinona oxidorreductasa 1 (NQO1), glutatión-S-transferasa (GST), glutatión peroxidasa (GPX), superóxido dismutasa (SOD) o catalasa.
- Activación de moléculas citoprotectoras. Como enzimas sirtuinas, hemo oxigenasa, proteínas de choque térmico (HSP), chaperonas, UCP, factores tróficos, etcétera.
- Activación de la hormesis mitocondrial.

Expresión de enzimas antioxidantes

Los antioxidantes son una serie de sustancias capaces de «desactivar» los radicales libres responsables de la oxidación de nuestras células. Cuando existe un desequilibrio entre la producción de radicales libres y la capacidad del cuerpo para combatirlos, se genera un elevado estrés oxidativo que, si se mantiene en el tiempo, conduce a la enfermedad. Es por ello por lo que quizá habrás escuchado las bondades de alimentos ricos en antioxidantes como las verduras y frutas de colores intensos, especialmente los frutos del bosque, y especias como la canela, el orégano, el jengibre, la cúrcuma o el romero, así como el cacao o el té verde.

Sin desmerecer las bondades de estos alimentos, que las tienen y son muchas, existen otros antioxidantes mucho más potentes: los creados por nuestro cuerpo. Enzimas como el glutatión o la superóxido dismutasa ejercen una potente defensa antioxidante en todos y cada uno de nuestros tejidos, además de desintoxicar el hígado de diferentes toxinas potencialmente peligrosas para nuestra salud.

Este potente sistema antioxidante y desintoxicante endógeno es activado por la Nrf2 al exponernos a los estresores evolutivos. En este punto es importante resaltar la función de una planta medicinal: el cardo mariano *(Silybum marianum)*, que tiene la capacidad de activar de una manera potente a la Nrf2 a nivel hepático y así mejora la salud de nuestro hígado y, con ello, todas las funciones de desintoxicación.

Según la prestigiosa Clínica Mayo los síntomas más comunes de un hígado «perezoso» son los siguientes: piel y ojos amarillentos; dolores de cabeza; fatiga crónica; color oscuro de la orina; náuseas; hinchazón del vientre, piernas y tobillos; picores; lengua blanquecina; pérdida de apetito y facilidad para los hematomas. Si te sientes reflejado en estos síntomas, además de acudir a una consulta médica deberías valorar el hecho de introducir infusiones de cardo mariano a diario, así como cambiar tu estilo de vida hacia uno más saludable (por ejemplo, el que te propongo en este libro).

Para concluir, es importante recalcar la tremenda importancia de otra molécula altamente antioxidante: la melatonina, que muchos conocen como la hormona del sueño. Pero sus efectos van más allá de librarnos de contar ovejitas. La melatonina es el antioxidante más potente de la naturaleza, de ahí la importancia de dormir bien.

Activación de moléculas citoprotectoras

Como ya vimos, envejecemos y enfermamos por un acúmulo progresivo de daños en nuestras células, así que imagina el tremendo valor que tendrían unas moléculas que las protegieran del daño o, en otras palabras, unas moléculas citoprotectoras. Pues bien, estas moléculas existen y la hormesis (Nrf2) estimula su producción.

Existen distintos tipos de moléculas que despiertan respuestas celulares reparadoras. Nos centraremos en dos de ellas (quizá las más importantes): las sirtuinas y las proteínas de choque térmico o HSP (del inglés *Heat Shock Proteins*).

Las proteínas de choque térmico hacen referencia a una familia de proteínas (HSP70, HSP90, GP96, etcétera) que protegen nuestro organismo contra el daño celular, con múltiples efectos protectores contra el daño cerebral, cardíaco, hepático y muscular.

Las HSP son producidas por nuestras células ante cualquier situación que altere su equilibrio bioquímico (homeostasis) o, en otras palabras, ante cualquier estresor evolutivo. Su nombre debería ser el de proteínas de respuesta al estrés. Sin embargo, como las variaciones extremas de temperatura parecen ser su estímulo de producción más potente, en la literatura científica se adoptó la denominación de proteínas del choque térmico.

Un aumento en la expresión de proteínas de choque térmico como consecuencia de una ducha fría o un baño de sauna protege contra el daño a nuestras células, al tiempo que estimula la reparación de aquéllas que han sido dañadas y el reciclaje de las estructuras no reparables. Una mayor concentración de estas proteínas a nivel celular ralentiza el desgaste de nuestro organismo y la atrofia muscular y hasta promueve la longevidad. De hecho, en un estudio observacional de nonagenarios daneses se encontró que las mujeres portadoras de variaciones genéticas que las hacían producir más de este tipo de proteínas vivían aproximadamente un año más que las no portadoras.

La otra gran familia de moléculas citoprotectoras son las sirtuinas (SIRT). Un grupo de siete tipos de enzimas que, literalmente, nos protegen contra el envejecimiento al regular la inflamación y el estrés oxidativo. Reparan el ADN, aumentan la masa muscular y activan nuestro metabolismo para que sea más eficiente al quemar glucosa y grasa. En palabras de uno de los mayores expertos en envejecimiento del mundo, el biólogo David Sinclair: «Las sirtuinas controlan la rapidez con la que envejecemos».

Las sirtuinas son fuertemente activadas por estímulos horméticos como el ejercicio físico, los ayunos, el frío y el calor. Además, otros hábitos saludables como la meditación y, sobre todo, el sueño reparador, son grandes aliados de las sirtuinas.

Según Sinclair: «Hay moléculas en los alimentos que comemos que activan estas defensas en nuestro cuerpo». Algunas, como el resveratrol o el ácido oleico, son las mismas que se encuentran en los alimentos que comen quienes viven en las «zonas azules», lugares en el mundo como las islas de Okinawa en Japón o Icaria en Grecia, donde se encuentran las personas más longevas del mundo, pues muchas superan los cien años de edad. Ejemplos de estos alimentos son los siguientes: el aceite de oliva virgen extra, el aguacate, las nueces, el pescado azul, los frutos rojos, el chocolate negro (85 por ciento cacao), la familia de las coles (rúcula, coliflor, brócoli, etcétera), la familia *Allium* (ajos, cebollas, etcétera), el trigo sarraceno, la cúrcuma, la canela, el perejil, la cayena, el tofu, el café y el té verde *matcha*.

Hormesis mitocondrial

Por último, pero no por ello menos importante, otro de los grandes beneficios para la salud de la activación de la Nrf2 a través de la hormesis es la mejora en la función y el número de nuestras mitocondrias. Las mitocondrias también se benefician de los estresores evolutivos; de hecho, este fenómeno, que se conoce como mitohormesis, es definido, en algunos artículos científicos, como el paradigma del antienvejecimiento.

Las mitocondrias son las centrales energéticas de la célula. Cada célula de nuestro cuerpo tiene cientos o miles de estos pequeños orgánulos encargados de producir ATP (la moneda energética celular) a través de los alimentos y el oxígeno.

La ecuación es sencilla: a más mitocondrias, más energía. Por tanto, ser más eficaces al quemar los azúcares y las grasas conlleva mejoras a nivel metabólico. Pero los beneficios no se quedan ahí. La energía celular es sinónimo de vida. Diversos estudios en modelos animales, desde gusanos hasta mamíferos, demuestran que una activación de la respuesta mitohormética aumenta tanto la esperanza de vida como el periodo de vida útil.

Cuando hablamos de la salud mitocondrial, es muy importante recalcar la importancia del ejercicio físico, no sólo del aeróbico (correr, nadar, bicicleta, etcétera), sino del ejercicio de fuerza, ya sea con pesas o con el peso de nuestro propio cuerpo. Las flexiones, dominadas y sentadillas son *las mejores pastillas* para activar nuestras mitocondrias.

Resumen de los efectos de la Nrf2

Glutatión, HSP, sirtuinas, mitocondrias, etcétera. Como vemos, la activación de la Nrf2 es lo más parecido que tenemos al elixir de la eterna juventud. Ejerce fuertes efectos protectores en todos los órganos y tejidos de nuestro cuerpo, especialmente en los más sensibles, como el cerebro, el corazón o el páncreas. Junto a los efectos protectores, el aumento de la expresión de la Nrf2 tiene poderosos efectos antiinflamatorios y antioxidantes, activa las vías de detoxificación y regeneración de nuestro organismo, es anticancerígeno y, por si fuera poco, mejora nuestro metabolismo a través de múltiples vías.

√ Conclusión

El estilo de vida moderno produce una activación crónica del sistema simpático y una baja actividad de la Nrf2 que nos conducen irremediablemente a enfermar. La industria farmacéutica se gasta miles de millones de euros anuales en buscar soluciones futuristas para dichos problemas. En este sentido, mi propuesta es totalmente opuesta. Es volver a lo ancestral (sin rechazar los fármacos cuando sean necesarios).

Hipócrates de Cos, el padre de la medicina occidental, dijo allá por el siglo v a. C. que «las fuerzas naturales que se encuentran dentro de nosotros mismos son las que de verdad curan nuestras enfermedades». Lo que el gran sabio griego intuía hace más de dos mil quinientos años hoy la ciencia lo confirma. El concepto terapéutico de la hormesis se ha convertido en una de las líneas de investigación más novedosas y esperanzadoras de los últimos años para revertir la epidemia de enfermedades crónicas que asola a nuestra civilización.

Intensas investigaciones científicas desarrolladas a lo largo de los últimos diez años, tanto en personas sanas, sedentarias o atletas de alto nivel como en otras con diferentes síndromes y patologías, han constatado cómo incorporar en nuestro día a día pequeños desafíos ancestrales para los que nuestros genes están preparados a responder funciona como verdadera medicina contra los efectos nocivos de la vida moderna.

Hablamos de exponer el cuerpo a factores de estrés intensos (frío, calor, un poco de hambre, un poco de sed...) durante tiempos cortos, sumados a la ingesta cotidiana de sustancias como el sulforafano, presente en el brócoli, o la curcumina, en la planta de la cúrcuma (en esto profundizaremos cuando hable de la alimentación ancestral), para activar reacciones en nuestro organismo que nos protejan contra la enfermedad.

Más que eliminar las enfermedades crónicas modernas de manera individual, dado que todas tienen unas bases fundamentales comunes, podemos usar los estímulos ancestrales como intervenciones universales que nos valgan para todas. En otras palabras, la hormesis es una auténtica panacea.

Cuando exponemos nuestro cuerpo a estos desafíos conocidos, nuestro organismo se configura correctamente, mejora nuestra manera de quemar grasas y el funcionamiento de todos nuestros órganos (hígado, páncreas, cerebro, pulmones, intestino, etcétera), se reducen la inflamación y el estrés, aumenta nuestro nivel de bienestar y se produce otro sinfín de mejoras.

Cuantos más estímulos usemos y con más frecuencia, mucho mejor. Los efectos de la hormesis son únicos, ya que el cuerpo no se adapta a ellos y los hace perder su eficacia (como le ocurre a la mayoría de los fármacos). Al contrario, los efectos se hacen más fuertes, perduran más y comienzan antes cuando los estímulos se aplican con mayor frecuencia. Además, los distintos estímulos son sinérgicos, es decir, se potencian entre sí y multiplican sus beneficios cuando combinamos varios (frío, calor, ayunos, hipoxia intermitente, etcétera) en nuestra vida diaria.

El mensaje de fondo es claro: instalarnos en la comodidad y desconectarnos de nuestra naturaleza nos vuelve frágiles de mente y de cuerpo. Así que debemos introducir incomodidad voluntaria en nuestra vida para evitar ser como Damocles, sentados cómodamente en nuestro trono hasta que un día nos cae la espada en forma de una enfermedad que habría sido fácil prevenir.

Capítulo 4

Haz de lo ancestral un hábito.
Pasa a la acción

El límite no es el cielo. El límite es la mente.

WIM HOF, conocido como Iceman

Yo no creo en las casualidades: soy de los que piensan que todo pasa por algo. La vida nos ha conectado a través de este libro por algún motivo y posiblemente sea tu empeño en mejorar tu salud, aumentar tu rendimiento y encontrarte mejor contigo mismo. En definitiva, alcanzar la mejor versión de ti.

En cualquiera de los supuestos anteriores, estás en el lugar adecuado. Pero tampoco quiero engañarte. No voy a prometerte cambios milagrosos sin esfuerzo alguno por tu parte. No en vano el eje central de este libro es la «incomodidad voluntaria». Este libro va de ayunos, de caminar descalzo, de duchas frías, de ensuciarte, de comer cosas amargas, de levantar cosas pesadas, etcétera. Los resultados llegarán, pero, como dice Mago More: «Consigue todo lo que quieras... trabajando como un cabrón».

A lo largo de los capítulos voy a mostrarte una gran cantidad de recursos prácticos, basados en nuestro estilo de vida ancestral, que te ayudarán a despertar tu verdadero potencial *dormido* en tus genes. Al reconectar con tu esencia biológica, llevarás a tu cuerpo y a tu mente a un nivel superior y te convertirás en antifrágil.

La cuestión es que el conocimiento no sirve de nada si no se lleva a la acción. Yo puedo mostrarte el camino, pero tú tendrás que recorrerlo introduciendo en tu día elementos de la vida ancestral hasta convertirlos en hábitos. Y es aquí donde radica otro de los puntos importantes. La mayoría de las propuestas que te haré, si bien son tremendamente efectivas, no suelen ser muy placenteras (sobre todo cuando empiezas a practicarlas; después uno le pilla el gustillo y todo). Es por ello por lo que resulta imprescindible que tu mentalidad de partida sea la correcta.

**Si no estás dispuesto a cambiar,
nadie te podrá ayudar, pero si estás totalmente
convencido, nadie te podrá detener.**

Por mi propia experiencia, sé que cambiar no es fácil. Según los estudios, sólo una de cada diez personas consigue llevar a cabo los cambios en su vida que se propone. No te voy a decir que hacer ejercicio es mejor que pasar el día en el sofá y que una manzana es mejor que una *pizza*, porque ya lo sabes. Lo que sí voy a hacer es lanzarte unas preguntas:

**Si, generalmente, sabemos cómo
actuar para mejorar nuestra salud, ¿por qué no
lo hacemos? ¿Por qué nos cuesta tanto cambiar
y qué podemos hacer al respecto?**

Las anteriores preguntas me las he hecho muchas veces a lo largo de mi vida. Buena parte de las respuestas las encontré en un solo concepto: la mentalidad.

Si no eres capaz de canalizar tu mente hacia aquello que ansías de verdad, lo más probable es que caigas en las mismas distracciones y tentaciones que en anteriores ocasiones te hicieron abandonar.

No te engañes, no es cuestión de tener o no fuerza de voluntad. La fuerza de voluntad no nos viene dada de serie, es algo que nos tenemos que ganar. Por suerte, la voluntad es como un músculo, se puede entrenar si sabes cómo. Ten presente que una mente débil no será capaz de afrontar un cambio grande.

En mi experiencia, los cinco factores clave relacionados con la mentalidad que evitan que consigas lo que te propones son:

- Falta de un propósito.
- Falta de una filosofía de vida.
- Falta de una identidad.
- Falta de hábitos saludables.
- Falta de un grupo que te apoye.

La importancia de un propósito (encuentra tu *ikigai*)

Tendemos a pensar que la felicidad es disfrutar de sensaciones gratas, al tiempo que asociamos el sufrimiento con las sensaciones desagradables. Según esto, ser felices sería algo parecido a vivir más momentos agradables que desagradables. Sin embargo, la ciencia nos dice que ese tipo de felicidad es efímera. Más bien, la felicidad verdadera y duradera consiste en ver que nuestra vida en su totalidad tiene sentido y vale la pena. Lo planteaba Nietzsche: «Si uno tiene una razón por la que vivir, lo puede soportar casi todo». En otras palabras, vivir con un propósito.

El sentimiento de un significado de la vida, de un propósito, de pertenecer a algo mayor que nosotros mismos, de estar conectados a un *todo* del que formamos parte, es un rasgo común a todas las culturas ancestrales.

Si tienes la suerte de viajar a la región japonesa de Okinawa, la zona que concentra la mayor población de centenarios del mundo, y les preguntas por qué tienen tantas ganas de vivir, lo más seguro es que te contesten que tienen *ikigai* o, lo que es lo mismo, «una vida digna de ser vivida».

Un rasgo común entre los ancianos de Okinawa es que todos tienen un *ikigai*, una motivación vital, una misión, algo que les da fuerzas para levantarse cada mañana. Y según los estudios no sólo les da fuerza, les da años de vida. Según la evidencia, las personas que sienten que su vida tiene sentido viven más años, con menos enfermedades y son más felices. Así que es mejor que vayas pensando qué es lo que te gustaría dejar como legado en tu vida.

Tener un propósito es muy importante para la vida en general, pero también para emprender cualquier cambio que nos propongamos. Darle un sentido a tu proceso de cambio, algo que te motive de verdad, más allá de verte mejor en el espejo, es fundamental a la hora de lograr nuestros objetivos. Cuando tienes un *porqué*, el *cómo* siempre es más tolerable.

Tu propósito debe ser algo grande y profundo que te sirva de fuente de inspiración (podría ser convertirte en un ejemplo para tus hijos o para las personas que te importan). Debes elegir lo que te inspire a ti y escribirlo en un papel; escribir nuestros deseos tiene un potente efecto en nuestro cerebro. La motivación se pierde, por eso tienes que motivarte cada día. Para ello, coloca el papel con tu propósito en un sitio donde puedas verlo todos los días, en tu cartera, en la nevera, en el espejo del baño, en un lado de la pantalla de tu ordenador...

Este concepto es muy importante, ya que la mayor parte de las veces el problema no es el problema en sí. El verdadero problema es que conoces la solución, pero no te gusta, así que tener un porqué bien definido te servirá de mucho. Te ayudará a estar más motivado, persistirás más, te recuperarás antes de los fracasos, dedicarás más esfuerzo. En consecuencia, tus probabilidades de lograr lo que te propones serán mucho mayores.

Cuando las presiones diarias te empujen hacia los placeres efímeros de la comodidad, no lo permitas. Lee tu propósito con frecuencia, visualízate alcanzándolo. Si te conectas emocionalmente con tu propósito, tendrás muchas más posibilidades de triunfar.

Tu propósito es la brújula que te debe guiar en el mar de pantallas y ultraprocesados hacia tu desarrollo personal. No podemos olvidar que somos hijos de la adversidad; nuestro cerebro fue modelado por milenios de escasez de alimentos, de frío, de calor, de sed. La evolución lo programó para una búsqueda insaciable de una «comodidad» que promoviera nuestra supervivencia y la reproducción. Nos premiaba con una descarga bioquímica momentánea de sensaciones placenteras cada vez que hallábamos la solución más fácil y rápida, porque eso fue lo que nos salvó en el pasado. El problema es que antes la solución era una charca de agua en medio del desierto; hoy es una cerveza en una terracita.

La recompensa inmediata es el mayor enemigo de nuestro *ikigai*. Los estudios nos dicen que las personas que son capaces de posponer las gratificaciones son, en general, más felices y exitosas en la vida que aquéllas que se entregan a la búsqueda de la satisfacción instantánea.

La sociedad en la que vivimos nos bombardea con mensajes que nos incitan a buscar cada vez más sensaciones placenteras y, cuanto más rápido, mejor (todo tipo de comida a domicilio, los *likes* de las redes sociales, todo tipo de televisión a la carta, tiendas *online* 24 horas operativas, envíos instantáneos y así hasta el infinito y más allá). El problema es que las sensaciones placenteras son tan pasajeras como las olas del mar. De modo que, si quiero experimentar más sensaciones agradables, he de buscarlas de forma constante. Si nos dejamos atrapar por el placer y la comodidad, nos convertimos en presos de nuestros deseos y así perdemos nuestra libertad. Es tremendamente fácil que nuestro cerebro paleolítico se vuelva adicto a la era tecnológica.

Para lograr lo que te propones, debes evitar vivir de manera impulsiva, no debes tomar decisiones basadas en tus impulsos, en lo que te apetece en cada momento y, en la mayoría de los casos, imitando a los demás. Usa tu propósito como guía, en vez de tus apetencias. Toma decisiones en base a tu objetivo a largo plazo, independientemente de tu estado mental inmediato.

Una cosa que a mí me ayuda mucho es imaginar cómo mi yo del mañana agradecerá que hoy haya tomado la decisión adecuada. Ya sabes: decisiones fáciles, vida difícil; decisiones difíciles, vida fácil.

La sensación placentera que obtienes al comerte un trozo de chocolate se desvanece a los pocos segundos de terminártelo y, con ella, también desaparece la felicidad que pensábamos haber alcanzado. Con esto no te estoy diciendo que no puedas disfrutar de los pequeños placeres de la vida; al contrario, te invito a que des un paso más y te recrees con aquello que te aporta bienestar. Los estudios nos dicen que regodearnos ante una buena copa de vino, un helado, un precioso atardecer o aquella canción que tanto te gusta aumenta nuestro bienestar y hace que la sensación placentera que experimentamos ante algo agradable perdure más en el tiempo; a este proceso se le conoce como *savoring*, lo que viene a ser saborear el momento.

¿Cuántas veces has optado por comerte un dulce para calmar tu ansiedad, pero lo has hecho de modo automático y casi con tanta culpabilidad que ni lo has disfrutado ni te ha calmado? Si vas a darte un capricho, disfrútalo de verdad.

Así generará una sensación de recompensa en tu cerebro y este no te agobiará al minuto para exigir otro momento de efímero placer.

Como dice Brené Brown: «Estamos tan ocupados persiguiendo los momentos extraordinarios que no prestamos atención a los momentos ordinarios», y esto nos aleja de una vida plena, que realmente está hecha de pequeños buenos momentos.

Por si fuera poco, con las sensaciones placenteras ocurre lo que se conoce como «adaptación hedónica»; en otras palabras, nos acostumbramos a lo bueno demasiado fácil.

Los lujos se convierten en necesidades y con el tiempo generan nuevas obligaciones. Una vez que la gente se acostumbra a un nuevo lujo, lo da por sentado, deja de valorarlo y se cree con derecho a tenerlo. Finalmente, llegan a un punto en el que no pueden vivir sin él. De esto tenemos múltiples ejemplos en la historia de la humanidad, como el agua corriente, las redes de saneamiento, la luz eléctrica, los electrodomésticos, los medios de transporte, la comida diaria, internet y un larguísimo etcétera de lujos que entendemos como derechos que nos vienen dados sin más. Pero recuerda: si abres el grifo y aparece agua, eres más afortunado que dos mil doscientos millones de personas de este planeta.

Consejos para crear tu propósito

No caigas en la trampa de confundir tu propósito con un objetivo a corto plazo. Me explico: un propósito NO debe ser perder peso, sino el motivo por el que verdaderamente quieres perder peso. El motivo profundo que hace que quieras cambiar tu cuerpo perdiendo peso. Pero tampoco te frustres si ahora mismo no tienes tu propósito claro, porque tu *ikigai* rara vez surge así, de repente.

Buscar tu propósito suena más grandioso de lo que realmente es. Sólo tómate un tiempo para reflexionar sobre ti mismo para hacer las preguntas adecuadas, que bien podrían ser:

- Del 1 al 10, ¿cuál es mi nivel de satisfacción con mi vida?
- ¿Qué me hace feliz en la vida? ¿Qué me motiva? ¿Qué me da energía?
- ¿Qué quiero conseguir realmente?
- ¿Para qué quiero conseguirlo?
- ¿Es algo que en verdad nace de mí? O, por el contrario, ¿es fruto de lo que quieren de mí los demás?
- ¿Qué solución se me ocurre para conseguirlo?
- ¿Cómo me imagino esa solución?
- ¿Cuáles son los beneficios de aplicar esa solución?
- ¿Qué me ha impedido alcanzar mi propósito hasta ahora?
- ¿En qué medida estoy comprometido con conseguirlo?

En mi caso hay dos cosas que me ayudan mucho: una es para saber si voy en la dirección adecuada, y se la copié a Steve Jobs. Cada mañana me miro en el espejo y me pregunto: «Si hoy fuera el último día de mi vida, ¿querría hacer lo que voy a hacer hoy?». Cuando la respuesta ha sido *no* durante muchos días seguidos, sé que tengo que cambiar algo.

La otra es tener presente que tu *ikigai* puede ir cambiando con el tiempo, así que, para encontrar el significado a lo que estoy haciendo con mi vida, intento conectarme con aquello que la vida moderna nos roba, el contacto con la naturaleza. Siempre que siento que tengo que cambiar algo en mi vida, intento irme al campo para poder ordenar mis ideas; no hay nada como volver a «nuestro hogar» para encontrarnos con nosotros mismos.

√ Primera conclusión

Para generar cambios en tu vida necesitas un motivo y a ese motivo lo vamos a llamar «propósito de vida». Más que elegir un destino, estás eligiendo un camino. Por si te sirve de algo, mi *ikigai* es enseñar a las personas que en nuestro interior radica el verdadero potencial para sanarnos, que está ahí, dormido, esperando al estímulo adecuado para ser despertado.

Tómate la vida con estoicismo

Muy ligado con el concepto de propósito estaría el de tener una filosofía de vida. Cuando te hablo de filosofía no me refiero a que aprendas complicadas teorías con las que dejar sin palabras a tu cuñado en Navidad. La filosofía útil hace referencia a un sistema de principios, valores y reglas que rigen nuestra vida, nos permiten tomar mejores decisiones y orientan nuestro comportamiento en busca del crecimiento personal.

El carecer de una filosofía de vida inexorablemente te conduce a ser parte de una masa sumisa que ni piensa ni cuestiona los valores que le son impuestos, que rehúye la incomodidad y se aferra a cualquier placer temporal que le haga evadirse de una realidad que teme afrontar.

Seguro que estás pensando que sí, que lo de la filosofía personal suena muy bien, pero cómo se hace y por dónde se empieza. Lo primero que puedo decirte es que uses tu *ikigai* como faro en la búsqueda de tu filosofía vital. Si tu filosofía no está alineada con tus metas vitales, no servirá de nada.

En segundo lugar, que imagines con qué valores humanos te sientes más genuinamente identificado. No me refiero a que no creas que todos son positivos, sino que para ti unos resonarán más que otros. Elige los tres o cuatro que más te definan e intenta comportarte como una persona en sintonía con ellos.

Aquí te dejo una lista de valores para ponértelo fácil, aunque, por supuesto, eres libre de añadir otros: altruismo, amistad, amor, aprendizaje, autocontrol, aventura, compasión, compromiso, convicción, coraje, curiosidad, disciplina, ecología, empatía, equilibrio, familia, fuerza, generosidad, gratitud, habilidad, heroísmo, honestidad, humildad, humor, individualidad, independencia, integridad, justicia, libertad, lealtad, modestia, paciencia, perseverancia, riqueza, reconocimiento, respeto, responsabilidad, sabiduría, sacrificio, sinceridad, solidaridad, superación, tolerancia, vitalidad, valentía, voluntad.

Mi tercera recomendación es que te apoyes en el camino que otros ya recorrieron y te nutras de sus enseñanzas; esto acelerará enormemente el proceso y te lo hará más fácil, puesto que te evitará caer en errores en los que otros ya cayeron por ti. Por ello te recomiendo que te inspires en otras filosofías existentes; quédate con lo que más resuene contigo y, sobre todo, llévalo a la práctica.

En cuanto a qué filosofía elegir como base de la tuya personal, existen múltiples opciones. Algunos, por ejemplo, se inclinan más hacia las orientales, como el budismo o el zen. En mi caso, opté por el estoicismo, que, si bien tiene múltiples similitudes con las filosofías orientales, es más práctico y aplicable a la vida cotidiana. En mi vida, cada vez que busco consejo vuelvo a leer a mis queridos Séneca, Marco Aurelio o Epícteto.

La primera razón por la que me fijé en el estoicismo fue que ha sido validado por la prueba del paso del tiempo. Desde que la primera escuela estoica fuera fundada por Zenón de Citio en el año 301 a. C. en Atenas, la filosofía estoica ha ayudado a millones de personas a tener una vida mejor. Ha sido aplicada con éxito por emperadores como Marco Aurelio y esclavos como Epícteto. Ha influenciado a grandes figuras históricas (como el gran Séneca) e incluso a las principales corrientes religiosas. Hoy en día es practicada por deportistas de élite, directivos de grandes empresas y emprendedores de éxito. Como diría Francisco Alcaide: «Aprende de los mejores». Si ellos aplican el estoicismo y han tenido tanto éxito en su vida, ¿por qué no aplicarlo nosotros a la nuestra?

Quizá puedas pensar que las ideas estoicas están demasiado anticuadas para ser aplicadas en el mundo moderno. Si es así, te sorprenderá saber que estas han servido de base para la moderna psicología cognitiva conductual. Dos mil años después de su concepción, los principios estoicos están más vigentes que nunca. Porque, si bien el mundo ha cambiado mucho con el paso de los años, nuestras emociones siguen siendo las mismas. Día a día continuamos lidiando con los mismos lastres que hace siglos: miedo, pereza, envidia, deseo, ira, ansiedad, falta de voluntad, distracción...

La segunda razón que me hizo decantarme por el estoicismo, y quizá sea la característica principal del estoicismo, es que es una filosofía muy práctica. Los estoicos eran personas de acción; no concibieron su filosofía para que fuera discutida en círculos intelectuales, sino para enseñar a las personas a vivir una buena vida. Entendieron a la perfección que el conocimiento no sirve de nada si no es aplicable a la vida real.

El famoso escritor y *podcaster* norteamericano Tim Ferriss define el estoicismo como una especie de sistema operativo mental para una mejor toma de decisiones, que te ayuda a lograr tus objetivos, a actuar con sensatez y mantener la calma, incluso en entornos de alto estrés. En otras palabras, el estoicismo te amuebla la cabeza para que sepas lidiar con la adversidad (al fin y al cabo, es tu mamá).

Para mí, lo mejor que tiene el estoicismo es su tremenda aplicabilidad a la vida diaria. No es una filosofía de libro de mesita de noche, es una filosofía de trinchera que te ayuda a dar una orientación a tu vida en la continua búsqueda de la *eudaimonia* (desarrollo personal) y la *ataraxia* (serenidad mental). Y para ello usa el cultivo de las cuatro grandes virtudes estoicas: la sabiduría, la justicia, el coraje y la disciplina.

Como dice uno de los mayores referentes en estoicismo en el mundo, el profesor de Filosofía en la Universidad de Nueva York y autor de varios libros, Massimo Pigliucci: «Uno de los motivos del regreso de la filosofía estoica es que te ayuda a centrarte en lo que puedes controlar, lo cual contribuye a reducir el estrés y a sentir que tu vida tiene algún sentido».

Los estoicos eran muy conscientes de cuán limitada es nuestra energía; es por ello por lo que ponían tanto énfasis en dedicarla a las cosas que verdaderamente son importantes y que están bajo nuestro control. Es lo que se conoce como dicotomía de control, es decir, centrarnos en aquello que depende en exclusiva de nosotros, que no es otra cosa que lo que pensamos y lo que hacemos; lo demás es indiferente, por lo que no debemos tener reacciones emocionales exageradas ante las cosas que no podemos controlar.

Para los estoicos, la fuente de nuestra insatisfacción radica en nuestra dependencia impulsiva de nuestros deseos más que de la lógica, por lo que insistían en hacernos conscientes de nuestros deseos, para no ser presos de ellos. Nos invitan a generar un espacio de reflexión entre la tentación y la respuesta, en vez de reaccionar impulsivamente ante cada deseo que nos invada. A esta toma de conciencia de nosotros mismos, los estoicos la denominaban *prosoche*, y es una tremenda ayuda para nuestro cerebro paleolítico a la hora de posponer gratificaciones inmediatas.

Por último, los estoicos nos invitaban a reflexionar sobre lo impredecible que puede ser el mundo y lo breve que es nuestro paso por él. La reflexión sobre nuestra propia muerte, o *memento mori*, le otorga a cada cosa la importancia que merece y nos invita a no desperdiciar el tiempo de vida con el que contamos.

Gran parte de la esencia de la filosofía estoica la recoge la Plegaria de la Serenidad de Reinhold Niebuhr: «Señor, concédeme serenidad para aceptar todo aquello que no puedo cambiar, valor para cambiar lo que soy capaz de cambiar y sabiduría para entender la diferencia».

La última de las razones por las que me enamoré del estoicismo es que ellos ya recomendaban hace más de dos mil años la hormesis. Qué mejor filosofía de vida que una que te anime a practicar la incomodidad voluntaria. Los estoicos eran auténticos antifrágiles, sabían que mucho de lo que en exceso nos daña nos vuelve más fuertes al aplicarlo en la dosis adecuada; por ello vivían como pobres durante unos días cada cierto tiempo. Y como muestra, las siguientes palabras de Séneca:

El que siempre se protege del viento, cuyos pies están constantemente calientes y cuyas habitaciones permanecen aisladas del frío, peligrará al enfrentarse a la mínima brisa. Todos los excesos son malos, pero ninguno peor que el exceso de comodidad.

Practicar esta privación temporal fortalecía su carácter y los hacía darse cuenta de que podían vivir sin sus comodidades, por lo que dejaban de temer su pérdida. Además de hacerles valorar más lo que ya tenían. No hay nada que sepa mejor que la comida después del ayuno.

La práctica de la incomodidad voluntaria no debe llevarte a pensar que el estoicismo supone resignarse a los avatares de la vida y despreciar lo que tiene de bueno. Nada más lejos de la realidad. Los estoicos disfrutaban los placeres que la vida les brindaba, desde la riqueza y los lujos hasta los banquetes, pero no les iba la vida en buscarlos. Eran conscientes de que volverse esclavos de la persecución del placer y la comodidad los volvería frágiles e infelices, porque esos privilegios que la vida les había regalado se los podía arrebatar en un suspiro. Es por ello que a los placeres terrenales los denominaban como «indiferentes»: si lo tienes, perfecto, y si no, también.

Como dice Nassim Nicholas Taleb: «El estoicismo trata de la domesticación de las emociones, no de su eliminación». En mi caso, los beneficios que he encontrado al poner en práctica las enseñanzas estoicas han sido mayor capacidad de enfocarme en lo importante, el estrés cotidiano me afecta mucho menos que antes, soy menos reactivo, me ha ayudado a llevarme mejor conmigo mismo y a dar gracias por lo que tengo.

Para ir terminando con el estoicismo, si sientes que esta filosofía resuena contigo, te invito a disfrutar de leer a Séneca, Marco Aurelio o Epícteto. Si lo prefieres, tienes grandes divulgadores con los que profundizar en las enseñanzas de los estoicos. Ya te he hablado de Massimo Pigliucci y Tim Ferriss. Otras figuras importantes del estoicismo moderno son Ryan Holiday y William Irvine, y sobre todo no puedo dejar de recomendarte el libro de Marcos Vázquez titulado *Invicto*. Toda una guía de cómo aplicar el estoicismo a tu día a día.

Transforma tu vida, cambia tu identidad.

La incoherencia entre lo que queremos ser y lo que realmente hacemos es una de las principales causas de insatisfacción en nuestras vidas. Así que, antes de nada, reflexiona sobre en quién te quieres convertir y qué acciones te acercarán o por el contrario te alejarán de ello. Esto es de vital importancia, porque, en mi experiencia, cuando quieres mejorar en algo, tienes que convertirte en el tipo de persona que quieres ser.

**Pregúntate a menudo si tu estilo
de vida te acerca o por el contrario te aleja
del tipo de persona que te gustaría ser.**

Si no te sientes de verdad identificado con el cambio, si no crees en él, lo verás siempre como un sacrificio, como algo que requiere constante fuerza de voluntad. Esto puede funcionarte a corto plazo, pero si no cambias tu identidad, los nuevos hábitos no durarán y al poco tiempo volverás a tus costumbres de antes. Si ayunas, te das duchas de agua fría o entrenas intensamente, que sea porque creas en ello, no porque esté de moda.

Necesitas verlo como un cambio positivo, como una experiencia en la que vas a aprender y te vas a conocer mejor, como el primer paso hacia la salud que te mereces. Tus pensamientos determinan tu realidad: escógelos con cuidado.

Un cambio verdadero (lo podemos definir como transformación) empieza desde dentro y se manifiesta hacia fuera. Para mantener los cambios deberás modificar tus creencias, tu visión del mundo, la visión que tienes de ti mismo, tus juicios sobre ti y los demás. Deberás convertirte en antifrágil.

Si cambias tu forma de pensar, te será mucho más fácil cambiar tu vida. Si quieres ser antifrágil, te recomiendo sustituir una mentalidad victimista por una mentalidad protagonista.

Con la mentalidad victimista percibimos lo que nos ocurre como el fruto de unas circunstancias sobre las que no tenemos poder: decisiones de otros, situación familiar, la genética, la suerte... Desde esta posición lo único que nos queda es quejarnos por todo y culpar a los demás: familia, políticos, sociedad... Todo debe cambiar, menos nosotros.

Los estudios nos demuestran que quienes creen que la suerte es la causa principal de sus problemas tienen peores hábitos. ¿Para qué esforzarse si estamos a merced del destino? Como decía Platón: «Debemos buscar para nuestros males otra causa que no sea Dios».

Con una mentalidad protagonista interpretas tu situación como el resultado de tus propias acciones y decisiones. Tu salud depende mucho más de tu comportamiento que de la suerte. Tus decisiones tienen más importancia que tus circunstancias; en otras palabras, asumes responsabilidad personal.

Una mentalidad protagonista diferencia entre lo que puede controlar y lo que no. Ignora todo lo que está fuera de su control, pero se hace cien por cien responsable de aquello que puede cambiar. Recuerda: nuestras acciones y nuestros pensamientos son lo único que realmente está bajo nuestro control; es por ello que siempre que alguien me pide consejo para mejorar algo en su vida, le recomiendo que se enfoque en el comportamiento y no en el resultado.

Cuando pones tu foco en los resultados que quieres obtener y no en lo que haces en sí, algo ya no empieza bien. Los objetivos enfocados en el resultado del tipo «perderás diez kilos», «te pondrás más fuerte» o «dormirás mejor» son buenos, pero pueden frustrarte: por ello debes centrarte en el proceso y no en el resultado.

Tus comportamientos actuales son el reflejo de tu identidad actual. Lo que haces ahora es una imagen del tipo de persona que crees ser. Para cambiar verdaderamente tu comportamiento, deberás creer cosas nuevas sobre ti mismo. Conviértete en el tipo de persona que puede lograr las cosas que quiere lograr, es decir, tu objetivo será comportarte como la persona que pierde diez kilos, se pone más fuerte o duerme bien (objetivo de comportamiento). Deberás llevar la vida de la persona en la que te quieres convertir, tener sus hábitos, pensar como ella; en resumen, el comportamiento te llevará al resultado.

Mientras que los objetivos de resultado dependen de muchos factores y son a medio/largo plazo, los objetivos de comportamiento dependen únicamente de ti. (Recuerda a los estoicos: sólo importa lo que está en nuestras manos.)

Lo que no puedes controlar	Lo que sí puedes controlar
Tus resultados	Tus acciones
Tu salud	El esfuerzo que haces
La velocidad con la que mejoras	Tu siguiente comida, tu siguiente entrenamiento
La opinión que otros tienen de ti	Cómo tratas a los demás

Recuerda que quieres mejorar NO porque odies tu cuerpo ni tu vida, sino porque los AMAS y quieres cuidarlos, respetarlos y verlos mejorar día a día.

Tú no puedes controlar tu salud, puedes controlar el esfuerzo que haces para mejorarla. Puedes controlar la calidad de tu dieta, tu nivel de ejercicio, pero no puedes controlar si pierdes el peso que te gustaría. Tienes que poner el énfasis en lo que puedes controlar y lo paradójico es que, cuanto más trabajes lo controlable, menos probabilidades tendrás de sufrir por lo incontrolable.

Tienes dos opciones: ser víctima de tus circunstancias, de lo que te ocurre, o tener un papel protagonista centrándote en lo que puedes modificar, tomando el control sobre tus decisiones. Como decía Marco Aurelio: «La felicidad de tu vida depende de la calidad de tus decisiones».

La identidad antifrágil. Debes verte como alguien que:

- Abraza la incomodidad y entiende que los desafíos le hacen fuerte. En otras palabras: el obstáculo es el camino hacia la superación.
- Se enfoca en la solución en vez de en el problema.
- No explica su filosofía, la demuestra: representa un ejemplo para la sociedad al ser el cambio que quiere ver en los demás.
- Vive despojado de creencias limitantes. En lugar de decirse que no puede, se pregunta: «¿Cómo puedo hacerlo?».
- Se trata con respeto: honra su cuerpo con buena comida, descanso y movimiento, desarrolla su máximo potencial.
- Disfruta de lo bueno de la vida: siente gratitud por lo que tiene mientras trabaja en lo que le falta.
- Tiene un fuerte sentimiento de propósito vital y de pertenencia a su comunidad.

El poder de los minihábitos: simplificar el primer paso

Tu estado actual es el resultado de tus hábitos desde el pasado hasta el momento presente. Tu estado futuro depende de lo que empiezas a construir desde hoy, es decir, de tus hábitos actuales.

Mi meta es que conviertas la hormesis en un hábito transformador en tu vida que mejore tu salud, te haga crecer y te enriquezca como persona. Si tomamos el control de nuestros hábitos en vez de dejar que ellos nos controlen y los convertimos en hábitos saludables, nuestra vida mejorará en todos los sentidos.

El progreso viene de repetir buenas acciones con frecuencia. Los objetivos marcan el camino, pero son los hábitos los que nos hacen recorrerlo. Como decía Aristóteles: «Somos lo que hacemos día a día. De modo que la excelencia no es un acto, sino un hábito».

El objetivo de crear un hábito es automatizar en tu día a día una serie de acciones que generan pequeñas ganancias o avances que, sumados de forma sostenida en el tiempo, ejercen una transformación en nosotros mismos. Los hábitos tienen el poder de definir quiénes somos.

Todos tenemos cierta tendencia a generarnos expectativas poco realistas sobre cómo nos irán las cosas cuando emprendamos un cambio. Tendemos a polarizar nuestro pensamiento: creemos que vamos a cambiar radicalmente o, por el contrario, que es demasiado difícil para nosotros.

Ninguno de estos dos encuadres mentales nos ayuda. Si tu identidad actual dista mucho de la persona que aspiras ser, puede que veas esta transformación como demasiado grande y dificultosa y abandones antes incluso de haber empezado.

Mi consejo al respecto es que empieces con acciones pequeñas. Genera minihábitos, ya que la suma de pequeños cambios positivos sostenidos en el tiempo marcará una gran diferencia en tu vida.

Son más importantes los hábitos que te llevan a tu objetivo que tu objetivo en sí.

Define un minihábito con el que puedas comprometerte. Por ejemplo, si te cuesta entrenar, proponte dedicarle sólo cinco minutos al día. Al minimizar el compromiso, tu cerebro no pondrá excusas ante algo tan fácil y psicológicamente reforzarás tu identidad de *soy alguien que hace actividad física todos los días*. Entrenar cinco minutos es mejor que no entrenar nada, pero, además, es muy probable que, una vez que empieces con cinco minutos, hagas muchos más después. El primer paso suele ser el más difícil.

En este sentido, determina cuál es la acción más pequeña que te llevará en la dirección correcta, y empieza con ella. Algunas ideas:

- En vez de intentar cambiar toda tu dieta, elimina los ultraprocesados.
- En vez de salir a correr con frecuencia, camina rápido cada día y usa las escaleras.
- En vez de ayunar durante un día, deja doce horas entre la cena y el desayuno.
- En vez de darte una sauna a diario, date un baño caliente a la semana.
- Si no tienes quince minutos para respirar de manera consciente, empieza por cinco.

Como dice Deepak Chopra: «La sanación es un maratón, no un esprint». Tu salud depende de pequeñas acciones positivas convertidas en hábitos más que de esfuerzos titánicos puntuales. Tu yo de hoy es, en gran medida, el reflejo de tus actos del pasado. De igual modo, tus hábitos de hoy definirán a tu yo del mañana.

Para terminar con los hábitos, vale la pena recordar lo que nos decía un viejo proverbio chino:

Cuida tus pensamientos, porque se convertirán en tus palabras.
Atiende tus palabras, porque se convertirán en tus actos.
Cuida tus actos, porque se convertirán en tus hábitos.
Cuida tus hábitos, porque se convertirán en tu destino.

Busca tu tribu

«Donde fueres, haz lo que vieres.» El ser humano es un ser social por naturaleza. Desde el punto de vista evolutivo, hemos dependido del grupo para nuestra supervivencia, ya que estar solos en un hábitat hostil reducía dramáticamente las posibilidades de salir adelante. Literalmente nos iba la vida en encajar en nuestra tribu. Esto se mantiene vigente a día de hoy. Si te paras a pensar un segundo, te darás cuenta de que, cuando no sabemos cómo actuar, observamos el comportamiento de los demás y lo copiamos.

Las primeras poblaciones de humanos vivían en pequeñas cuadrillas de no más de varias decenas. Los miembros de la tribu vivían durante toda su vida en un entorno de familiares y amigos donde todos se conocían entre sí íntimamente. Cada día, al caer la tarde, se reunían en torno al fuego, compartían los alimentos recolectados y dedicaban tiempo a chismorrear, contar relatos, jugar con los niños y simplemente disfrutar de la compañía de los suyos.

Según cuenta Yuval Noah Harari en su libro *Sapiens. De animales a dioses: Una breve historia de la humanidad*, los antropólogos que estudian a las poblaciones de cazadores-recolectores que viven hoy en día en los hábitats más inhóspitos (como el desierto del Kalahari) informan de que la violencia entre los miembros de la tribu es muy rara y de que por lo general evitan a la gente dominante. Sonríen y ríen constantemente. Son muy generosos con sus pocas posesiones y no están obsesionados con el éxito o las riquezas. Lo que más valoran en la vida son las buenas interacciones sociales y las buenas amistades.

Como ves, la soledad es rara en nuestra especie. Nuestro cerebro se modeló para tener relaciones personales de calidad y es lo que demanda. Como dice el neurocientífico Facundo Manes: «La soledad mata más que la contaminación, la obesidad o el alcoholismo», así que no te aísles en ti mismo (no hay nada peor que sentirse solo aun rodeado de gente) y busca personas con tus inquietudes y aficiones; en definitiva, personas que aporten a tu vida. Cuando sentimos el apoyo de nuestro grupo, liberamos oxitocina a raudales, una hormona que nos calma y nos hace sentir bien con nosotros mismos y con los demás.

En lo de no encajar, yo tengo experiencia como para que me convaliden un máster. Durante toda mi vida he sentido que no encajaba; no me gustaba salir de fiesta ni aparentar. Era un ratón de biblioteca, pero, azares de la vida, mi frikismo por aprender más y más me ha llevado a escribir un libro y, sobre todo, a conocer a gente maravillosa.

Es realmente sorprendente observar el gran impacto que ejercen las personas que nos rodean sobre nuestros hábitos y conductas, para lo bueno, pero también para lo malo. Un estudio publicado en la revista *Nature* concluyó que, si uno de nuestros amigos se vuelve obeso, nuestro riesgo de obesidad aumenta en un 57 por ciento. Según dicho estudio, «la obesidad parece extenderse a través de los vínculos sociales».

El entorno es algo que siempre debemos tener en cuenta cuando queramos afrontar cualquier proceso de cambio. Es verdad que necesitas pertenecer a un grupo, pero formado por personas de calidad. Muchas veces no logramos cambiar porque nuestro entorno no nos lo permite; nosotros elegimos a nuestros amigos porque se nos parecen y refuerzan nuestros hábitos, así que rodéate de gente que te impulse a cambiar. De manera inconsciente nos convertimos en lo que nos rodea.

Es importante pasar más tiempo con personas que te ayuden a lograr tus objetivos de cambio. Si tienes un grupo que queda a entrenar con frecuencia o sube a la montaña el fin de semana, adoptarás esos hábitos con más facilidad.

Esto es extrapolable a otras actividades enriquecedoras, como tomar clases de cocina saludable, un club de lectura, grupos de meditación, etcétera.

√ Segunda conclusión

Si no encajas en tu grupo, búscate otro. Rodéate de personas que tengan los hábitos que tú mismo quieres tener. Como dice Jim Rohn: «Eres el promedio de las cinco personas con las que más tiempo pasas».

- Propósito: encuentra el motivo por el que quieres cambiar, escríbelo y léelo a menudo.
- Identidad: tu objetivo debe ser comportarte como la persona que quieres llegar a ser.
- Filosofía de vida: actúa sobre lo que puedes controlar, tus pensamientos y acciones; todo lo demás es indiferente.
- Hábitos: introduce pequeños cambios diarios positivos pero constantes para convertirlos en hábitos saludables.
- Rodéate de personas que sumen. Busca tu tribu.

Y, ante todo, ten paciencia. No puedes esperar deshacer el resultado de muchos años de malos hábitos en poco tiempo. Muy a menudo nos obsesionamos con encontrar la píldora mágica que solucione nuestro problema, cuando la solución está en aplicar aquello que ya conocemos e interiorizarlo en nuestra día a día. En otras palabras, crear hábitos saludables.

Distingue entre lo que ya conoces y lo que haces: quizá muchas de las cosas que te voy a contar a lo largo de este proceso de cambio ya las conozcas. Son estrategias muy útiles siempre y cuando las pongas en práctica. Así que centra tus esfuerzos en aquello que puedes controlar. Piensa que cada acción positiva que hagas encaminada a mejorar tu salud es una inversión de futuro que tu cuerpo, antes o temprano, te agradecerá.

Capítulo 5

El poder de la respiración

La hipoxia crónica

¿Sabías que muchos problemas de salud, tanto a nivel físico como emocional, están relacionados, de un modo u otro, con la falta de oxígeno y, por tanto, con unos malos hábitos respiratorios?

El oxígeno es el nutriente más importante para nuestras células. Es tan vital que lo consumimos sin descanso. Podemos sobrevivir varios días sin comer ni beber, pero en anoxia (sin oxígeno) apenas aguantamos unos minutos.

Teniendo en cuenta que realizamos unas veintiuna mil respiraciones por día, en las que movilizamos entre siete mil doscientos y ocho mil seiscientos litros de aire, ¡se supone que debemos ser todos unos expertos en respirar! Sin embargo, ¿crees que respiras de una manera correcta?

Si sufres continuos dolores de cabeza, sientes el cuello y los hombros sobrecargados, tienes bruxismo, te levantas con sensación de cansancio e incluso somnolencia que te acompañan durante el día, te cuesta concentrarte, experimentas sensación de agitación y mareos frecuentes, es muy posible que estés respirando mal y, en consecuencia, te encuentres en hipoxia, un estado de deficiencia de oxígeno a nivel celular que a la larga puede causar daños en el organismo, especialmente en el cerebro y el corazón. Factores como un estilo de vida sedentario y una mala respiración contribuyen al desarrollo de enfermedades relacionadas con un estado crónico de hipoxia. La buena noticia es que esto es cien por cien reversible.

La fisiología de la respiración

La respiración puede considerarse el soplo vital, el proceso que permite la actividad metabólica del organismo. Básicamente, el objetivo de la respiración es llevar oxígeno a nuestras células para producir energía a partir de lo que comemos, generando dióxido de carbono (CO_2) como desecho metabólico que expulsamos con cada exhalación.

A nivel práctico, podemos dividir el proceso respiratorio en dos:

- Respiración externa: de la nariz (no desde la boca) a los pulmones.
- Respiración interna: de los pulmones a nuestras células.

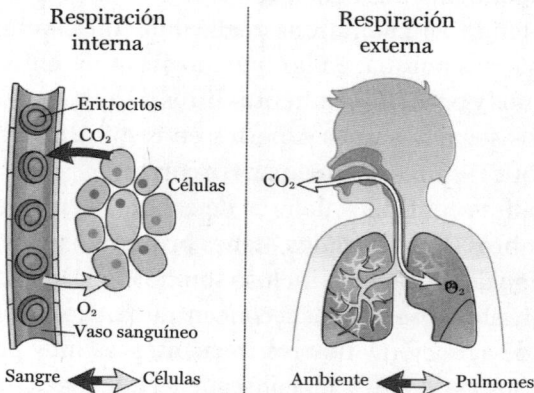

Fuente: VectorMine/Shutterstock.

La misión de la respiración externa es llevar el aire a los pulmones. Se debería iniciar con una contracción del diafragma que expandiera los pulmones, captando el aire de la atmósfera a través de la nariz.

La respiración interna comienza una vez que el aire llega a los pulmones, cuando el oxígeno presente es captado por la hemoglobina, molécula encargada de transportarlo en la sangre. Esta sangre, cargada de oxígeno, viaja por las arterias bombeada por el corazón y llega a todas las células del cuerpo para producir energía. El CO_2 resultante es transportado por las venas a los pulmones, donde se expulsa con cada espiración.

Aprende a respirar

La calidad de nuestra respiración interna dependerá, en buena medida, de cómo sea nuestra respiración externa. Así que debemos aprender a respirar correctamente.

Deberíamos respirar por la nariz, usando el diafragma, en ciclos completos y profundos que utilizaran toda nuestra capacidad respiratoria. El protagonista de la respiración debe ser el diafragma, sin crear movimiento en el pecho ni elevar los hombros.

A menudo, cuando intentamos respirar con el diafragma, cometemos el error de hinchar y deshinchar la barriga con cada respiración. Pero no se trata de eso, sino de llevar el aire a la parte inferior de las costillas. Si al hacer una respiración profunda no notas que las costillas se abren y cierran como un acordeón, es que no lo estás haciendo bien. Aunque esto te puede resultar muy fácil e incluso obvio, lo cierto es que nos hemos desconectado tanto de nuestra naturaleza que la inmensa mayoría respira de una forma no adecuada, es decir, por la boca, usando la musculatura del pecho y el cuello, de forma más rápida y superficial y utilizando sólo el 30 por ciento de nuestra capacidad respiratoria. Si le concedes un poco de atención a tu respiración, lo más probable es que te encuentres a ti mismo respirando por la boca, usando el pecho y elevando los hombros en vez del diafragma o quizá respirando de una manera demasiado acelerada. En definitiva, que quizá no seas tan experto en respirar.

La realidad es que muchas personas respiran mal, lo que se traduce en unos niveles reducidos de oxígeno en las células del cuerpo (hipoxia) y esto es fuente de enfermedad en sí mismo.

El doctor Buteyko

Uno de los pioneros en usar la respiración como medicina (aunque en realidad los antiguos yoguis ya lo hacían hace más de cinco mil años) fue el profesor de Fisiología ucraniano Konstantin Buteyko, quien a mediados del siglo xx estudió la respiración de cientos de sus pacientes. Este médico constató que, a medida que la enfermedad se agravaba, la respiración se volvía más superficial y se aceleraba. En sus propias palabras: «Por tanto, la respiración normal se corresponde con un organismo sano».

Buteyko encontró que la salud y la respiración se retroalimentan: al igual que una mala salud empeora la respiración, una mala respiración agrava la enfermedad. Aún más interesante fue el descubrimiento de que, al mejorar la respiración en sus pacientes, sus enfermedades se aliviaban.

Los «errores respiratorios» que encontró fueron:

- Respiración por la boca.
- Respiración superficial (respiración torácica).
- Hiperventilación (incremento en la frecuencia respiratoria).

Respirar
por la boca

Respirar
de manera
superficial

**MALA
RESPIRACIÓN
(HIPOXIA)**

Respirar
demasiado

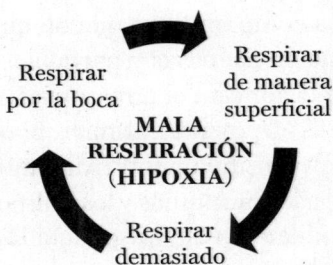

Fuente: Elaboración propia.

Sin duda, el mayor error respiratorio es respirar por la boca. De hecho, podríamos decir que tanto la respiración superficial como la hiperventilación son consecuencias de una boca continuamente abierta. No es de extrañar que la primera y más importante recomendación del doctor Buteyko fuera tan sencilla como: «Cierra la boca».

Respiramos por la boca

La boca fue creada por la naturaleza para comer, beber y hablar. En todo otro momento debería permanecer cerrada.

DR. BUTEYKO

La razón por la que debemos respirar por la nariz es muy sencilla: la nariz es el órgano que ha evolucionado para ello. ¿Qué hace la nariz que no haga la boca en la respiración?

La propia estructura de la nariz, sus membranas mucosas, así como el vello nasal, juegan un papel fundamental en la fisiología respiratoria, pues favorecen la filtración, el calentamiento y la humidificación del aire inhalado para que llegue a los pulmones a la temperatura ideal y la oxigenación del organismo sea adecuada.

Además, actúa como un filtro que bloquea la entrada en nuestro organismo de bacterias y partículas contaminantes. La nariz también desinfecta el aire gracias a la secreción de óxido nítrico, que es un potente antimicrobiano. Los senos paranasales producen continuamente óxido nítrico, una sustancia que se difunde a los bronquios y los pulmones para producir efectos broncodilatadores y vasodilatadores que mejoran nuestra salud cardiovascular. Además de beneficiar a nuestro corazón, los estudios indican que el óxido nítrico también puede ayudar a reducir infecciones del tracto respiratorio, al inactivar tanto virus como bacterias e inhibir su proliferación.

Otra ventaja de la respiración nasal es que, al ser los orificios de la nariz más pequeños que la boca, entra menos aire en cada inhalación. Como veremos después, esto es muy relevante, ya que muchas personas hacen una hiperventilación crónica por respirar por la boca. Pero lo cierto es que, aunque hayamos evolucionado para respirar por la nariz, la triste realidad es que la mayoría de las personas respiran por la boca. Esto tiene un peaje para nuestra salud, como ya sabemos: la boca ni filtra, ni desinfecta, ni calienta ni humedece el aire, pero los problemas de respirar por la boca no terminan aquí.

Años de respiración bucal continuada deforman la mandíbula y favorecen el desarrollo de múltiples problemas dentales. Es especialmente importante corregir la respiración en los niños, ya que su boca aún está en formación y, por tanto, es más fácil que se deforme por el mal uso.

Respirar por la boca, además de la sequedad obvia, produce una disminución del pH salival y una alteración de la microbiota oral que predispone a enfermedades periodontales, caries y a una peor salud bucal en general. Los problemas no terminan en la boca; la respiración bucal merma la capacidad cardiorrespiratoria y, en consecuencia, la tolerancia al ejercicio se ve negativamente afectada. Es también un factor de riesgo en el desarrollo de alergias y de asma, ya que, al no producirse el filtrado ni la desinfección del aire, a nuestros pulmones entran más toxinas y patógenos que activan el sistema inmune, generan inflamación y liberan histamina (químico defensivo que irrita los pulmones).

Si todo esto no te motiva a empezar a respirar por la nariz, déjame decirte que la literatura científica considera la respiración bucal una patología en sí misma y la trata como un problema de salud pública. Incluso se ha acuñado la expresión «síndrome de respiración oral» para referirse al conjunto de signos y síntomas que pueden presentarse en individuos que reemplazan la forma adecuada y eficiente de respiración nasal por respiración oral o mixta durante un periodo igual o mayor a seis meses. Ahora toca analizar cómo la respiración bucal nos lleva a una respiración superficial y a una continua hiperventilación, y sus posibles implicaciones en nuestra salud.

Respiramos de manera superficial

Dolores de cuello, cabeza y mandíbula, rigidez y exceso de tensión en la musculatura cervical (trapecios, esternocleidomastoideos, elevadores de la escápula, escalenos, etcétera), bruxismo, vértigos, mareos... Este es mi día a día como fisioterapeuta. Muchos de mis pacientes acuden a mí buscando un masaje y se van con la idea de que tienen que cambiar su respiración: son respiradores bucales y superficiales (por su forma de respirar, no por su manera de ser). Como vimos al principio, una buena respiración debe ser diafragmática, con ciclos completos y por la nariz. Cuando respiramos desde el pecho, nuestra respiración se vuelve más superficial:

- Respiración en la que no se usa todo el volumen respiratorio.
- Escaso movimiento diafragmático.

- Tiene como consecuencia compensatoria la hiperventilación.
- Respiración ineficaz.

El diafragma ha evolucionado para respirar. Sin embargo, cuando respiramos por la boca no lo reclutamos para la causa. En su lugar, son llamados a filas los músculos accesorios de la respiración, como los intercostales, escalenos y la musculatura del cuello. Estos músculos saben hacernos respirar, pero no tan bien como el diafragma (lo hacen de una manera más superficial). Una inmensa mayoría de las personas sólo utiliza el 30 por ciento de nuestra capacidad respiratoria, lo que se traduce en una carencia de oxígeno (hipoxia). Otra consecuencia de su «inexperiencia respiratoria» es que, para respirar, necesitan más esfuerzo, sobrecargan los músculos, lo que genera disfunción y dolor cervical (algo tremendamente común en nuestra sociedad).

Respirar por la boca, además de reclutar los músculos cervicales, implica cambiar la postura de la cabeza. Para facilitar la entrada de aire por la boca, tendemos a adelantar la cabeza (flexión de la columna cervical baja y extensión de la columna cervical alta), lo que también provoca cambios en la postura de los hombros y la región torácica. Además, para respirar por la boca, debemos tenerla abierta, lo que genera tensión continuada en la mandíbula y en su musculatura (maseteros, principalmente). Esto empeora el dolor cervical y también es causa de dolores de cabeza y mareos.

Así se genera un círculo vicioso de tensión muscular cuello-mandíbula con mala respiración bucal, y viceversa.

Otro aspecto que se debe tener en cuenta es que debajo del diafragma están el estómago, el hígado, los intestinos, el colon... Con cada respiración diafragmática movilizamos dichos órganos y así les llega más sangre y mejoran su funcionamiento (especialmente importante en casos de estre-

Respiración
bucal

Menor
actividad del
diafragma

Posición
adelantada de
la cabeza-tensión cervical
y de la ATM

Respiramos con
musculatura
del tórax y
cuello

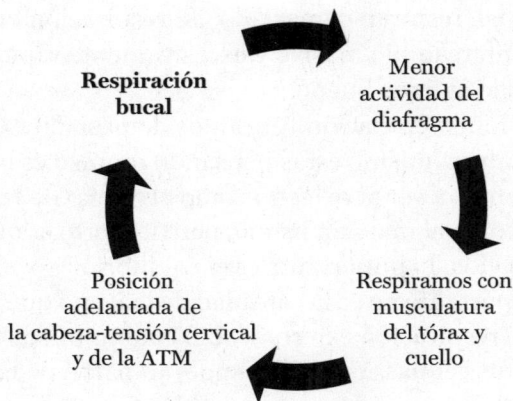

Fuente: Elaboración propia.

ñimiento crónico y malas digestiones). Al respirar de forma diafragmática nuestros órganos reciben un *masaje* que les sienta muy bien. Por si fuera poco, la respiración diafragmática bombea el sistema linfático y así favorece la desintoxicación del organismo. La naturaleza espera que usemos el diafragma para remover productos de desechos de estos órganos vitales de manera constante —literalmente, con cada respiración—. Al no hacerlo y respirar de manera bucal y superficial, causamos un estancamiento linfático que predispone a una intoxicación de nuestro organismo.

Respiramos demasiado

> El hombre perfecto respira como si no respirara.
>
> Lao Tzu, filósofo

Es muy típico del ser humano pensar que más es mejor. Pero la realidad es que los que respiran por la boca, además de respirar mal, respiran demasiado. La respiración bucal produce un intercambio masivo y excesivamente rápido de gases y esto no es nada bueno.

En la hiperventilación retiramos demasiado CO_2, y seguro que ahora mismo estás pensando que eso es bueno, ya que tendemos a ver al oxígeno como al bueno de la película y al CO_2 como al malo malísimo, pero lo cierto es que, como todo en la vida, lo importante es el equilibrio.

Lo importante no es la cantidad de oxígeno que llevas en la sangre (respiración externa), sino cuánto puede ser utilizado por tus células. Y esto depende, en parte, de la presencia de CO_2, lo que conocemos como el *efecto Bohr*.

El oxígeno, al ser insoluble en la sangre, necesita ser transportado por las moléculas de hemoglobina. Para que el oxígeno pueda entrar en la célula y cumplir su función, debe liberarse de la hemoglobina. Bohr descubrió en 1904 que esta liberación se produce de un modo más fácil al elevarse el CO_2, de ahí el nombre de *efecto Bohr*. Por el contrario, si el CO_2 está bajo en sangre (lo que se llama hipocapnia), el oxígeno *se pega* a la hemoglobina y, de este modo, no se libera en los tejidos y órganos. Paradójicamente, respirar más (en especial por la boca) reduce la disponibilidad de oxígeno a nivel celular y nos hace respirar más, lo que perpetúa el ciclo. Como decía Buteyko: «Cuanto mayor es la cantidad de aire incorporado a tu cuerpo, menos oxígeno se entrega».

Un buen ejemplo de esto que estamos hablando sería una crisis asmática. El asma no se mejora intentando respirar más. De hecho, cuanto más intensa es la respiración, más empeora el asma (te lo dice la voz de la experiencia, ya que durante años sufrí ataques de asma alérgica). Sin embargo, cuanto más calmada y silenciosa sea tu respiración, más abiertas estarán tus vías respiratorias y mayor será la oxigenación, y, por tanto, los síntomas del asma mejorarán.

Otro caso similar es una crisis de ansiedad. Cuando nos ponemos nerviosos, se activa el sistema nervioso simpático y esto nos hace hiperventilar; entonces disminuye la oxigenación del cerebro, lo que nos lleva a respirar más fuerte si cabe y a una mayor ansiedad. Si recuerdas la típica película en la que un pasajero de avión sufre una crisis de ansiedad, la azafata rápidamente le hace respirar en una bolsa de papel. Con ello aumentamos el CO_2 y como consecuencia mejoramos la oxigenación y calmamos a nuestro cerebro.

Como vemos, la idea de que el CO_2 sólo es un gas de desecho es errónea. El CO_2 se comporta en el organismo como un activador hormético: en exceso es perjudicial, pero requerimos de una cierta cantidad de este gas para un normal funcionamiento de nuestro organismo. Lo que ocurre es que, al igual que nos ha pasado con el hambre, el frío o el calor, la vida moderna nos ha alejado de este estímulo evolutivo; hemos perdido tolerancia al CO_2.

El cerebro monitoriza de manera muy precisa la acumulación de CO_2 en el organismo. Cuando aguantamos la respiración, la necesidad de coger aire no surge realmente por una carencia de oxígeno, sino por un aparente exceso de CO_2. Lo que ocurre es que años de respiración bucal y de hiperventilación alteran la medición cerebral del CO_2, haciéndonos hipersensibles a este gas, sintiendo el deseo de respirar antes sin necesidad real. Entre otros efectos adversos, la baja tolerancia al CO_2 aumenta los dolores de cabeza, los ataques de asma y la ansiedad, a la vez que se relaciona con un peor rendimiento cardiovascular y deportivo.

Respirar menos y por la nariz en tu día a día, así como las técnicas de respiración, aumentan la tolerancia al CO_2, mejoran tu salud y tu rendimiento deportivo.

Síntomas de hiperventilación. ¿Cuántos te resultan familiares?:

- Sistema respiratorio: vasoconstricción por hipocapnia (contenido reducido de CO_2) en los alvéolos pulmonares y vasos sanguíneos, que genera sibilancias, disnea, tos, bostezos frecuentes, ronquidos y apnea del sueño.
- Sistema nervioso: mareos, vértigo, falta de concentración, sudoración excesiva, hormigueos y entumecimiento de manos y pies, debilidad, temblores y dolores de cabeza.
- Corazón: latidos acelerados, irregulares, sensación de opresión en el pecho.
- Mente: ansiedad, irritabilidad, tensión, depresión y estrés.

Otros síntomas generales incluyen sequedad en la boca, encorvadura de la espalda, tensión muscular, fatiga, calambres, espasmos, aumento de la micción (sobre todo nocturna), diarrea, estreñimiento, debilidad general y cansancio crónico. En palabras del profesor Buteyko: «Exhalar el dióxido de carbono del organismo provoca espasmos en los bronquios, en los vasos y los intestinos. Esto reduce el suministro de oxígeno, lo que conduce a una deficiencia de oxígeno y a una respiración pesada, completando así el círculo vicioso».

Tu cerebro sabe cómo respiras

Antes de leer estas líneas, probablemente no estabas pensando en tu respiración en absoluto (¡es posible que ahora no pares de pensar en ella!), ya que el acto de respirar está regulado por el sistema nervioso autónomo, responsable de acciones inconscientes como los latidos del corazón y la digestión, pero también responsable de estresarnos y relajarnos. La respiración es algo único: podemos ser su pasajero o su conductor. En otras palabras, podemos dejarla en manos de nuestro sistema nervioso autónomo o controlar su ritmo sin problemas. Al controlar nuestra respiración, al hacerla consciente, conseguimos que el sistema nervioso autónomo deje de ser autónomo, tomamos las riendas y dejamos de ser presos de nuestras emociones. Nos convertimos en arquitectos de nuestra vida.

Controla tu respiración y podrás controlar tu vida.

La respiración es la parte más fácil e instrumental del sistema nervioso autónomo que podemos controlar. La forma en que respiras tiene un gran impacto en las actividades químicas y fisiológicas en tu cuerpo. La respiración nasal diafragmática profunda y calmada estimula al nervio vago, lo que activa el sistema nervioso parasimpático o, lo que es lo mismo, favorece la relajación. Con la respiración profunda reducimos la excitación autónoma y mental. Es un estado de reposo, reparador, una respuesta contra la ansiedad, contra el estrés del cuerpo, que desencadena una respuesta de relajación muscular en todo el cuerpo. También podemos lograr otros efectos físicos notables, como disminuir de forma rápida la presión arterial, ralentizar los latidos de nuestro corazón, aumentar la tolerancia al dolor, reducir la inflamación, mejorar la función digestiva y ayudarnos a conciliar el sueño. En el otro extremo, la respiración bucal superficial y la hiperventilación no solamente son algunos de los síntomas de ansiedad más característicos, sino que se trata de sus causas, ya que producen la activación automática del sistema nervioso simpático. Este nos pone en modo *lucha y hui-*

da, tensamos nuestros músculos, aceleramos nuestro corazón e inflamamos nuestro cuerpo.

Sistema nervioso central autónomo	Acción	Tipo de respiración que lo activa			
Simpático	Lucha o huida	Bucal	Rápida	Superficial	Predominio inspiratorio
Parasimpático	Descansa y repara	Nasal	Lenta	Profunda	Predominio de exhalación

Como vemos, el tipo de respiración que tengamos nos dice mucho sobre nuestro estado mental. En momentos de estrés y ansiedad, la respiración es corta y acelerada. En momentos de relajación, de paz y tranquilidad, se hace más larga y profunda. Pero lo más poderoso que podemos extraer de esto es que no somos presos de nuestro estado mental; la respiración es el control remoto del sistema nervioso: a través de ella podemos incidir en nuestras emociones.

Proverbio yogui: una respiración a la deriva es una mente a la deriva.

La neurociencia ha demostrado (a través de pruebas de resonancia magnética funcional) que la forma en la que respiramos influye directamente en nuestra actividad cerebral. La actividad de ciertas regiones del cerebro, como la corteza prefrontal (área responsable de la toma de decisiones y del pensamiento racional), la amígdala (área del sistema límbico involucrada en el procesamiento de las emociones, sobre todo del miedo y el estrés), el hipocampo (área involucrada en el mantenimiento de la memoria) o el *locus coeruleus* (área relevante para la atención y la memoria), es distinta según el tipo de respiración que tengamos.

Tipo de respiración	Amígdala	Corteza prefrontal	Hipocampo	Locus coerulus
Nasal	Calma	Disminuye	Disminuye	Disminuye
Oral	Activa	Activa	Activa	Activa

Tu cerebro sabe cómo respiras y, en función de cómo sea esa respiración, orquesta una u otra respuesta, incluida atención, memoria, emociones y estrés.

Buena respiración	Mala respiración
Por la nariz	Por la boca
Ciclos completos	Respiración superficial
Usando el diafragma	Musculatura accesoria
De manera lenta y constante	Hiperventilando
Nos relaja	Nos estresa
Antiinflamatoria	Proinflamatoria

Causas de una mala respiración

Una mala postura

Múltiples estudios han puesto de manifiesto cómo una mala postura produce una mala respiración. Ejemplo de ello es un estudio de 2019 publicado en la revista *Gait & Posture* por investigadores de la Universidad Pompeu Fabra, que llegó a la conclusión de que no realizar una buena respiración podría estar relacionado con otros problemas posturales y musculoesqueléticos. En palabras textuales de los investigadores: «Una constante contracción del trapecio, por ejemplo, impide una respiración adecuada del diafragma» (que levante la mano quien no tenga tensión en los trapecios).

Las horas que pasamos sentados en el sofá y encorvados frente al ordenador, el teléfono móvil o la tableta, adelantan nuestra cabeza a la vez que bloquean nuestro diafragma, así se genera una disfunción respiratoria que se retroalimenta y conduce a un empeoramiento progresivo respiratorio y musculoesquelético.

Varios ensayos científicos han demostrado que mejorar la postura mejora la respiración. En este sentido, la fisioterapia y algunas técnicas, como las basadas en cadenas miofasciales, así como el yoga, el pilates o el método Feldenkrais, pueden ser de gran ayuda.

Sedentarismo

Cuando nos movemos, tonificamos el diafragma y generamos mayores cantidades de CO_2. Así aumentamos nuestra tolerancia a este y, por tanto, favorecemos la oxigenación de nuestro organismo. Sin embargo, estar sentados durante tiempo prolongado es nefasto para nuestra postura e impide, como ya hemos visto, el correcto funcionamiento del diafragma. Además, la falta de ejercicio resulta en una menor tolerancia al CO_2 y, por tanto, una hiperventilación crónica.

Estrés

El estrés activa el simpático y, por consiguiente, la respuesta de lucha o de huida que nos lleva a respirar por la boca y de un modo más rápido y superficial (estrés crónico → activación simpática crónica → respiración bucal rápida crónica).

Mala alimentación

Una mala alimentación es sinónimo de mala respiración. Lo que comemos, cuánto y cuándo influyen en nuestra respiración. Comer en exceso aumenta el volumen respiratorio debido al trabajo adicional que se requiere para procesar y digerir el exceso de comida. Peor cuando comemos alimentos ultraprocesados, ya que, debido a la pésima calidad de los ingredientes que los componen (harinas y aceites vegetales refinados, azúcares añadidos, aditivos y sal), se altera el pH de nuestro organismo. Este alcanza un pH ácido que desregula el equilibrio CO_2-O_2, lo que altera nuestra respiración. No sólo es por comer mal y más, sino demasiadas veces. Cuando comemos inhalamos grandes bocanadas de aire que favorecen la hiperventilación y, obviamente, la respiración bucal.

Mejora tu respiración

En resumen, respiramos por la boca, demasiado y demasiado rápido. Esto tiene nefastas consecuencias para nuestra salud. La buena noticia es que la hiperventilación es sólo un hábito y, como tal, se puede cambiar. Podemos reprogramar nuestro cerebro y aumentar su tolerancia al CO_2 de una manera muy sencilla: cerrando la boca.

Como ya hemos visto, para oxigenar tejidos y órganos, en vez de respirar mucho y por la boca, debemos respirar por la nariz, profundamente, con el diafragma en vez de la respiración superficial de pecho que solemos tener.

La respiración consciente

Si quieres mejorar tu respiración, te recomiendo que practiques a diario la respiración consciente. Tomar conciencia plena de nuestra respiración diafragmática, centrar toda nuestra atención en ella, nos permitirá mejorarla. Y no sólo eso; cuando la respiración se hace consciente, podemos conectar con el momento presente y con nosotros mismos. Es muy sencillo, sólo tienes que cerrar la boca e inhalar aire por la nariz, sentir cómo el aire fresco expande tus pulmones, cómo se expanden tus costillas (te puede resultar de ayuda colocar las manos en las costillas inferiores para sentir el movimiento). Cuando termines de inhalar, haz una breve pausa. Luego exhala despacio, también por la nariz (soltar el aire por la boca hace exhalar demasiado rápido), sintiendo la calidez del aire que sale de tu cuerpo. La consciencia que aporta concentrarnos en nuestra respiración, con la mente atenta sólo al ejercicio que estamos realizando, es una suerte de meditación. Practícala a diario, aprovecha cada vez que tengas un ratito libre, cuando esperes en la cola del súper, cuando escuches música, etcétera.

Una cosa que puede ayudarte a mantener la boca cerrada durante el día (igual te evita hasta algún problema que otro) y a tener la mandíbula más relajada es la posición de la lengua. Debes colocar la punta de la lengua justo detrás de los dientes frontales, donde comienza el paladar, y mantenerla en esa posición siempre que te acuerdes hasta que lo conviertas en rutina.

¿Te cuesta respirar por la nariz?

Una de las quejas más repetitivas que me suelen hacer mis pacientes cuando intento que cambien el patrón respiratorio de bucal a nasal es la dificultad para respirar por la nariz. Mi respuesta es siempre la misma: «Todo en la vida se entrena. Si notas que te cuesta respirar por la nariz es porque lo haces poco, entrénalo y verás como, poco a poco, te va resultando más fácil».

Aunque no soy tan duro como parezco, pues acto seguido comparto contigo un pequeño truco para descongestionar una nariz taponada:

Inspira por la nariz. Ahora exhala el aire también por la nariz; después, apriétala con los dedos y aguanta la respiración tanto como puedas mientras asientes con la cabeza de arriba abajo. Al sentir la necesidad de respirar, suelta la nariz e inhala de forma lenta y profunda por ella: ya verás cómo la notas mucho más despejada.

Algo que no te recomiendo para nada es el uso de fármacos descongestionantes tópicos. Los estudios nos dicen que usarlos durante más de dos o tres días puede llevar a la pérdida de efectividad y a producir síntomas de rebote. Además, pueden exacerbar la rinitis crónica si se utilizan durante periodos largos de tiempo, al alterar la mucosa nasal.

Una buena alternativa a estos fármacos son los lavados nasales con suero fisiológico o una solución de agua de mar estéril, muy rica en oligoelementos y sales minerales, que ayudan a eliminar las secreciones y a descongestionar las mucosas. No alteran las mucosas ni producen efectos adversos importantes.

El agua de mar, por su contenido en oligoelementos tales como cobre, manganeso, plata, etcétera, actúa como lubricante y astringente natural de la mucosa, sin provocarle ningún efecto tóxico.

Otra ayuda natural para descongestionar la nariz y respirar mejor es el aceite esencial de eucalipto. Yo suelo recomendar a mis pacientes que lleven un botecito de este aceite con ellos, así cuando tienen la sensación de nariz obstruida pueden acercarlo a cada fosa nasal e inhalar profundamente. Al instante notarás cómo respiras mejor.

Para mejorar la calidad de tu respiración, debes respirar por la nariz todo el tiempo que puedas durante el día, incluso cuando hagas deporte, pero también por la noche mientras duermes.

Cuanto más capaz seas de respirar por la nariz durante la actividad física, mucho mejor. Obviamente, ante un esfuerzo intenso sentirás la necesidad de abrir la boca, pero intenta evitarlo tanto como puedas. Tampoco te castigues. Si no lo consigues, cuanto más practiques la respiración nasal durante el día, más fácil te será aprovecharla durante el ejercicio.

Cierra la boca

De nada nos sirve atender a nuestra respiración durante el día si después nos pasamos la noche durmiendo con la boca abierta. Respirar por la boca durante la noche empeora la calidad del sueño, aumenta el riesgo de ronquidos y apnea del sueño, además de perjudicar seriamente a nuestra salud bucal. Entiendo que es imposible que prestes atención a tu respiración mientras duermes. Pero hay una solución: que te tapes la boca por la noche.

Señales de que respiras por la boca al dormir: ojeras, levantarse cansado, bruxismo nocturno, roncar, babear sobre la almohada, dificultad respiratoria nocturna o sueño inquieto, boca seca, mal aliento, obstrucción nasal e irritabilidad.

El doctor Buteyko ideó la manera más sencilla y efectiva para hacer que sus pacientes respiraran por la nariz también cuando dormían: taparles la boca por la noche colocando sobre los labios un pequeño trozo de esparadrapo quirúrgico, poroso e hipoalergénico. Si te soy sincero, cuando leí esto por primera vez me pareció tan raro como posiblemente te esté pareciendo a ti. Pero en vez de asumir que era una tontería, decidí probarlo. La calidad de mi sueño mejoró, el dolor de cuello y mandíbula con el que me solía levantar desapareció y otra cosa que noté fue que mi aliento por las mañanas era más agradable. Y lo que me ocurrió a mí es lo mismo que me cuentan mis pacientes (aunque, si te soy sincero, más de uno se ha reído de mí cuando se lo he propuesto al principio). Este sencillo remedio es suficiente para mantener la boca cerrada sin riesgo; incluso si se te tapona la nariz totalmente durante la noche, puedes estar tranquilo que no te vas a asfixiar. La nariz se acostumbra a trabajar cuando se le da el estímulo adecuado (¡qué pasada esto de la hormesis!, ¿eh?). Es muy posible que al principio te quites el esparadrapo por la noche sin darte cuenta. No te preocupes, date tiempo. Los resultados llegarán poco a poco.

Aquí de nuevo, el aceite esencial de eucalipto puede ayudarte, junto con el de lavanda y salvia, a respirar y descansar mejor por la noche. Basta con un par de gotas para notar sus efectos. Ideas para usar los aceites esenciales por la noche:

- Poner unas gotas de aceite esencial en un difusor cerca de tu cama.
- Frotar el aceite esencial en la frente y alrededor de la nariz.
- Poner unas gotas de aceite esencial en tu almohada.

En cualquier caso, no te agobies si respiras por la boca al dormir. Al mejorar tu respiración durante el día, la respiración nocturna también lo hará. A veces incluso sin necesidad de recurrir al esparadrapo.

Técnicas de respiración

Las técnicas de respiración son tan antiguas como el ser humano. De todos es conocido el efecto relajante de una respiración lenta y profunda. Ya los antiguos yoguis, hace más de cinco mil años, usaban la respiración como medicina con las técnicas conocidas como *pranayama*. El *pranayama* designa los ejercicios respiratorios del yoga que conducen a la concentración y al control del *prana* (la energía vital).

Hoy en día, trabajar la respiración es algo que los deportistas de élite tienen plenamente incorporado en su día a día, gracias a los beneficios que les otorga en cuanto a rendimiento se refiere. Pero cualquier persona se puede beneficiar del uso terapéutico de la respiración.

Básicamente, en las técnicas de respiración regulamos de forma directa y consciente uno o más parámetros de la respiración, tales como: número de respiraciones por minuto, profundidad, origen nasal o bucal, espacio entre la inspiración y la espiración, apnea y la relación inspiración-espiración. Aunque, como ves, son sencillas, pocas veces sabemos cómo aplicarlas y nos limitamos a respirar profundamente y exhalar sin orden ni concierto. No te preocupes, te voy a explicar dos intervenciones de forma sencilla para que puedas mejorar exponencialmente tu calidad de vida.

El objetivo fundamental de las técnicas de respiración es mejorar el transporte de oxígeno. Cuando las practicamos conseguimos que el oxígeno aumente en los tejidos en mayor medida que con la respiración convencional y activamos distintas rutas metabólicas extremadamente beneficiosas. Estos cambios fisiológicos se aprecian a diferentes niveles, en el sistema nervioso, cardiorrespiratorio, muscular, metabólico, sanguíneo e incluso en la expresión de distintos genes.

Con la respiración podemos incidir en nuestra química, en nuestro cuerpo y en nuestras emociones.

Beneficios de las técnicas de respiración

- Mejora nuestra salud cardiorrespiratoria.
- Reduce la hipertensión.
- Mejora el funcionamiento de nuestro sistema inmunológico.
- Se reduce la inflamación sistémica al disminuir las citoquinas inflamatorias en el cuerpo.
- Mejora la calidad del sueño y nuestro estado de ánimo.
- Aumenta la vitalidad y la tolerancia al estrés y la fatiga.
- Disminuyen las crisis de cefaleas.
- La respiración tiene un efecto directo sobre el manejo del dolor.
- Mejora de respuesta ante enfermedades autoinmunes por su potente efecto antioxidante.
- Mejora el funcionamiento de nuestro metabolismo.

En conclusión, las técnicas de respiración son una forma más sencilla y barata de relajarnos cuando estamos nerviosos, sentimos ansiedad o no podemos dormir. Además, nos ayudan a reducir el dolor y mejorar nuestro metabolismo.

Aunque hay multitud de técnicas de respiración, parece que aquéllas que combinan la inspiración-pausa-espiración son las más efectivas. Para ponértelo fácil, vamos a hablar de las dos más potentes. Son las que se basan en reducir la frecuencia respiratoria y las que se centran en la hipoxia intermitente.

Técnicas de respiración lenta

Las técnicas de respiración lenta (también conocidas como respiración a ritmo) se basan en reducir la frecuencia respiratoria normal. El volumen de la respiración normal en reposo es de aproximadamente cuatro a seis litros de aire por minuto, lo que equivale a entre diez y doce respiraciones por minuto. Todo lo que sea bajar de esas diez respiraciones por minuto sería respirar de una manera más lenta. Según los estudios, los efectos más poderosos los conseguimos cuando bajamos a seis respiraciones por minuto.

Las técnicas de respiración lenta mejoran la flexibilidad del sistema nervioso autónomo, cerebral y psicológicamente, y, en consecuencia, aumentan nuestro control y bienestar emocional.

Según la neurociencia, después de practicar la respiración lenta, sentimos mayor comodidad, relajación, agrado, vigor y concentración, a la vez que reducimos los síntomas de excitación, ansiedad, depresión e ira.

Como decía Viktor Frankl: «Entre estímulo y respuesta hay un espacio y en ese espacio radica el poder para elegir nuestra respuesta». La respiración es ese control remoto sobre nuestro sistema nervioso que nos permite crear el espacio entre el estímulo y la respuesta y, con ello, reducir las reacciones impulsivas de las que muchas veces nos arrepentimos, como comer de manera compulsiva, responder de forma iracunda, etcétera.

Cuando hablamos de comer compulsivamente, las técnicas de respiración lenta son un gran aliado, ya que han demostrado ayudar a regular la función del hipotálamo (un área cerebral involucrada en nuestra conducta alimentaria). Si tienes dificultad para saciarte, haz respiraciones lentas y profundas antes de comer y mastica de forma relajada al menos treinta veces cada bocado antes de tragarlo. Seguro que te ayuda a comer menos y mejoran tus digestiones.

Según la neurociencia, para maximizar los beneficios de la respiración lenta, debemos:

- Respirar por la nariz de una forma lenta y profunda, usando la expansión del diafragma de forma tridimensional como motor respiratorio.
- Respirar suave y tranquilamente reduciendo nuestra frecuencia respiratoria a cuatro-seis respiraciones por minuto.
- La exhalación debe doblar el tiempo de la inspiración.
- Hacer una pequeña pausa de apnea entre la inspiración y la espiración.
- Practicarlo diariamente un mínimo de cinco a diez minutos es suficiente para notar efectos beneficiosos.

Una técnica de respiración que cumple con todos estos requisitos es la conocida como «respiración 4-7-8». Esta técnica fue popularizada por el doctor Andrew Weil, uno de los referentes de la medicina integrativa a nivel mundial. Es una modificación de la respiración diafragmática consciente, en la que se han pautado unas duraciones concretas.

En palabras del doctor Weil:
«Muchos investigadores no terminan
de entender que una cosa tan simple pueda
influir de forma real en la fisiología».

Esta técnica es muy sencilla (no requiere tumbarse en la cama ni adoptar posturas especiales). Se puede llevar a cabo en cualquier lugar y, en poco tiempo, nos lleva a un estado de paz y concentración.

Cómo aplicar la técnica 4-7-8

En primer lugar, aunque el ejercicio puede realizarse en cualquier posición, se recomienda hacerlo sentado, con la espalda recta y apoyada en un respaldo.

Estos son los tres pasos más importantes del ejercicio:

1. Cierra la boca e inhala a través de la nariz mientras cuentas mentalmente cuatro segundos.
2. Aguanta la respiración mientras cuentas mentalmente siete segundos.
3. Exhala completamente a través de la boca durante ocho segundos. Ten en cuenta que harás ruido al exhalar el aire con un sonido fuerte (sonido de silbido).

Esto concluye un primer ciclo del ejercicio. Repítelo tres veces más hasta hacer un total de cuatro. En resumen: toma el aire contando hasta cuatro, mantenlo contando hasta siete y suéltalo contando hasta ocho. Eso es todo.

Según este médico, al inhalar contando hasta cuatro, las personas que respiran de un modo muy superficial toman más oxígeno. La cuenta hasta siete para mantener el aire da al oxígeno más tiempo para penetrar en el torrente sanguíneo y la cuenta hasta ocho para exhalar disminuye el ritmo cardíaco y activa de una manera potente el sistema nervioso parasimpático. Para maximizar los efectos relajantes de la respiración lenta, suelo recomendar a mis pacientes que, antes de practicar la respiración, tomen una infusión de plantas medicinales como salvia, tila o melisa, que activan el sistema nervioso parasimpático. También nos podemos poner unas gotas de aceite esencial de salvia en el labio superior a la hora de practicar la respiración lenta.

Técnica de hipoxia intermitente

La hipoxia intermitente consiste en generar episodios de hipoxia cortos aguantando la respiración, combinados con intervalos en los que respiramos de una manera correcta para conseguir una oxigenación normal (normoxia). Este método terapéutico de respiración fue ampliamente estudiado y usado en miles de pacientes por el doctor Buteyko.

El objetivo de la técnica es reducir la saturación de oxígeno en la sangre y desarrollar mayor tolerancia al CO_2. Con esto, conseguimos aumentar la oxigenación de los tejidos (incluido el cerebro), reducir la hiperventilación y generar un estado en nuestro organismo parecido a vivir en altura. En definitiva, conseguir mayor eficiencia respiratoria.

Las técnicas de respiración basadas en estrategias de hipoxia, al aumentar la tolerancia al CO_2, han demostrado mejorar la capacidad cardiorrespiratoria en atletas y, con ello, su rendimiento deportivo.

La hipoxia intermitente tiene un potente efecto hormético sobre nuestro carácter, ya que al mejorar la tolerancia a la incomodidad que supone aguantar la respiración, incrementamos la tolerancia al resto de las incomodidades de la vida diaria. Recuerda, somos hijos de la adversidad: los desafíos fortalecen nuestro carácter y qué mayor desafío que privarnos de manera voluntaria del nutriente más importante.

Este es el proceso: sentado erguido, sin cruzar las piernas, de forma cómoda y estable.

1. Realiza diez respiraciones diafragmáticas completas. Recuerda: debes respirar por la nariz activando únicamente el diafragma, sin expandir el pecho ni elevar los hombros.
2. Tras la última exhalación, con los pulmones vacíos de aire (pero sin forzar), aguanta la respiración.
3. Cuenta el tiempo (lo ideal es usar un cronómetro) que eres capaz de soportar hasta el primer impulso definitivo de respirar (no es una prueba para ver quién aguanta más, pero tampoco debes ceder al primer impulso que sientas de respirar).
4. Para el cronómetro y haz una inhalación máxima y otra apnea de diez segundos.

Según los estudios, practicar estos episodios de tres a quince veces al día es lo que más mejora nuestra salud.

Lo bueno de esta técnica es que, además, sirve como evaluación de nuestra salud respiratoria y para medir nuestro progreso. Al tiempo que aguantaste sin respirar y sin sentir que te faltaba el aire, el doctor Buteyko lo denominó «pausa de control», y sus valores de referencia serían:

- Cuarenta a sesenta segundos: respiración buena y saludable, riesgo de enfermedad más bajo y resistencia física excelente.

- Veinte a cuarenta segundos: deficiencia leve, tolerancia moderada al ejercicio físico. Es el rango en que se encuentra la mayoría; podríamos definirlo como normal; muy mejorable.
- Diez a veinte segundos: deficiencia significativa y baja tolerancia al ejercicio físico. Riesgo aumentado de enfermedad.
- Inferior a diez segundos: deficiencia severa para respirar, muy poca tolerancia al ejercicio y probables problemas de salud crónicos.

En conclusión, maximiza el tiempo de pausa de control y maximizarás tu vida.

√ Conclusión

Otorga a la respiración la misma importancia que a otros pilares de la salud, como la alimentación o la actividad física. Lo bueno de la respiración es que es una poderosa medicina cien por cien gratuita que se puede integrar en nuestro día a día para mejorar la salud, el estado de ánimo, el descanso y el rendimiento físico. Así que, ya sabes, respira por la nariz, menos, más profundo y despacio.

Capítulo 6

Las ciudades nos enferman

Zoológicos humanos

¿Quién crees que es más feliz, un león que vive en la comodidad de un zoológico, con la comida y el agua aseguradas, sin ninguna amenaza, con atenciones y cuidados, pero despojado de la libertad, con todos sus instintos reprimidos y alejado de la naturaleza, o un león en su hábitat, que vive en libertad bajo los designios de la naturaleza, lucha por su supervivencia y está profundamente conectado con su biología? Seguro que tienes claro que un león debe vivir la vida de un león, no una pseudorrealidad edulcorada.

Si lo tenemos tan claro para el resto de los animales, ¿por qué nos cuesta tanto admitirlo para nosotros mismos? Al fin y al cabo, vivimos en zoos para humanos, lo que ocurre es que los llamamos ciudades.

Es muy común en el ser humano verse ajeno a la naturaleza, es decir, como si las plantas y los *animalitos* fueran por su lado y nosotros, seres superiores, fuéramos por otro. Tenemos la falsa ilusión de que, en algún momento de nuestro proceso evolutivo, se produjo una «desconexión» con el mundo natural que nos colocó en una posición superior al resto de la vida en nuestro planeta. Pensamos que desde entonces sólo vamos al campo, al mar o a la montaña a pasar el día, que ya no necesitamos la vida de este planeta salvo para alimentarnos y, en algún caso, distraernos. La visión de las antiguas filosofías que veían a la «madre naturaleza» *(Pacha Mama, Gaia)* como un todo interconectado del que nosotros formábamos parte hoy en día es percibida como un romántico idealismo *new age*. Nada más lejos de la realidad.

Durante el 99,9 por ciento de nuestra historia, la naturaleza fue nuestro hogar, en ella vivíamos y de ella nos alimentábamos de forma directa. Evolucionamos conectados con la Tierra, literalmente somos uno con ella, ya que en esencia ambos somos agua y minerales, de forma que esta necesidad de contacto con la tierra la tenemos grabada en nuestros genes.

> **«*Memento, homo, quia pulvis es,*
> *et in pulverem reverteris*» es una frase en latín
> que, traducida, dice literalmente: «Recuerda,
> hombre, que polvo eres y al polvo volverás».**

Si buscamos la salud y el bienestar, el contacto con la naturaleza no es una opción, es una obligación. Con esto no pretendo idealizar una vida bucólica en el campo; no nos engañemos: la vida de los primeros hombres no era nada fácil, expuestos a las inclemencias meteorológicas y dependientes de su habilidad como único medio para lograr el sustento. En realidad, la mayoría de nosotros no sobreviviríamos más de unos cuantos días si fuéramos abandonados a nuestra suerte en la naturaleza salvaje y hostil.

La naturaleza es un medicamento y, como tal, depende de la dosis en la que se aplica. No pretendo que te conviertas en Tarzán, pero sí que pases más tiempo en entornos naturales; actualmente sólo pasamos el 3 por ciento de nuestro tiempo en ellos (algunos incluso menos), y esto nos ha desconectado tanto de nuestra biología que incluso nos cuesta hacer nuestras necesidades en el campo.

La naturaleza es un auténtico gimnasio de incomodidades que activa, en nosotros, respuestas biológicas de antifragilidad. El entorno natural nos conectará con los viejos estímulos conocidos, nos hará despertar de nuestro profundo letargo en el que la vida en la ciudad nos ha sumido.

El precio que pagamos por dar la espalda a lo que antaño fue nuestro hogar es tal que dentro del colectivo científico ha empezado a etiquetarse como «trastorno por déficit de naturaleza». O como dice mi amiga la doctora Sari Arponen: «Las ciudades nos enferman».

Las ciudades tienen cosas muy buenas, nos acercan al ocio, a la cultura, nos brindan oportunidades laborales, pero la evidencia científica es rotunda: la vida en la ciudad es nociva para la salud, y esto no es un problema menor, sobre todo si tenemos en cuenta que más del 70 por ciento de la población mundial vive en zonas urbanas.

La ciudad, por su ritmo de vida, el ruido y sobre todo la contaminación del aire que respiramos, se ha convertido en un territorio hostil que genera un grave impacto negativo para nuestra salud (existen más de ciento cuarenta mil artículos científicos publicados al respecto).

El déficit de naturaleza que sufrimos lo pagamos con unos niveles mayores de depresión, ansiedad, desórdenes de atención, alteraciones de la memoria, peor salud cardiovascular, mala calidad del sueño... ¿Sigo? Antes de que entres en pánico tengo que decirte que existe una vitamina mágica contra esta carencia, la que el escritor Richard Louv denominó como «vitamina N» (N de naturaleza). Nuestra genética se beneficia de reconectar con su hábitat natural. ¡Necesitamos más verde y menos asfalto!

Todos en algún momento de nuestra vida hemos sentido el impulso de mandarlo todo «al tacho» e irnos a vivir al campo. Por algo será que, cuando la insatisfacción se instaura en nuestra vida, sentimos la llamada de la madre naturaleza.

Una cura de naturaleza

El poder curativo del contacto con la naturaleza ha sido usado durante siglos por culturas ancestrales. Por ejemplo, en la Antigua Grecia, Hipócrates ensalzó la necesidad de «aires, aguas y lugares» para el bienestar físico y mental. A principios del siglo xx, al presidente de Estados Unidos Theodore Roosevelt se le diagnosticó neurastenia, una patología causada por el frenético ritmo de la ciudad, con síntomas de depresión, ansiedad, insomnio y migrañas. El tratamiento que le prescribieron fue «una cura de naturaleza» y lo enviaron al Oeste a montar a caballo y vivir en un rancho situado cerca de la Montañas Rocosas. El antiguo saber popular se ha visto refrendado por las conclusiones de numerosos estudios que enfatizan los beneficios de la cercanía de espacios verdes y agrícolas (incluidos los animales que allí viven) en parámetros de salud tan dispares como la ansiedad, la calidad de sueño, la salud cardiovascular o la longevidad. Sabemos, por ejemplo, que, en los hospitales, los pacientes con habitaciones que dan a la naturaleza se recuperan antes y tienen menos dolores y menos síntomas de depresión que aquéllos cuyas habitaciones tienen vistas artificiales. Los entornos naturales también reducen los síntomas de los niños diagnosticados con déficit de atención: de hecho, estos problemas son más frecuentes en aquéllos que viven más lejos de espacios verdes.

Date un baño de naturaleza

La naturaleza actúa como una auténtica sanadora para el ser humano. Pero no basta con ser meros espectadores de ella. Los seres humanos somos organismos multisensoriales y, en el transcurso de nuestra adaptación evolutiva a los entornos naturales, todos nuestros sentidos se sintonizaron con ellos, por lo que hay que absorber la naturaleza con todos los sentidos y ahí es cuando aparece la expresión «bañarse en la naturaleza» o «baño de bosque».

El baño de bosque o *shinrin yoku* es una expresión surgida en Japón en la década de los ochenta. Inspirado en las prácticas budistas ancestrales que veneran a los espíritus de la naturaleza, su propósito era ofrecer un antídoto contra el estrés de la vida moderna, invitando a reconectarse y proteger los bosques.

Shinrin yoku significa literalmente «absorber la atmósfera del bosque». Consiste en pasear por el bosque pero de una forma meditativa y profunda. Se trata de bajar revoluciones y calmarnos, tomarnos tiempo para sentir lo que vemos, el contacto con el aire, respirar de forma profunda, notar el aroma de las flores y de los árboles, notar las texturas de las hojas, de la tierra, de los árboles, recostarnos en un tronco, cerrar los ojos y respirar profundamente escuchando al bosque, sus sonidos, su vida, el viento entre los árboles, los pájaros. En palabras del poeta norteamericano John Muir: «Cada vez que caminamos por la naturaleza recibimos mucho más de lo que buscamos».

Beneficios de la naturaleza para la salud

En los últimos años se han publicado numerosos estudios (sobre todo en Japón) sobre los beneficios de la naturaleza

para la salud. Por ejemplo, en comparación con las caminatas urbanas, sumergirnos en un baño forestal:

- Fortalece el sistema inmunológico.
- Reduce la inflamación en nuestro organismo.
- Baja las hormonas del estrés y la presión arterial.
- Mejora el ánimo y la calidad de nuestro sueño.

Tras un baño forestal, bien rodeados de naturaleza durante aproximadamente dos horas:

- Suben el vigor y la sensación de bienestar.
- Bajan los marcadores como la fatiga, la irritación, la
  confusión y la ansiedad. Esto se consigue desde las primeras dos horas, pero siguen bajando durante los dos
  días siguientes.
- Se normalizan biomarcadores como la presión arterial
  y las pulsaciones.

Hemos pasado el 99,9 por ciento de nuestra evolución
en la Tierra bañados en naturaleza. El funcionamiento de
nuestro organismo está adaptado a los entornos naturales.
Más allá de los cinco sentidos, hay evidencias de otras vías
de conexión con el entorno natural, como las fitoncidas, los
«antiguos amigos», los campos electromagnéticos y la radiación solar.

El sol como terapia

Uno de los grandes beneficios de pasar tiempo en la naturaleza es que nos pone en contacto con el sol. Desde la Antigüe-
dad se conocen los poderes curativos de la radiación solar.
Cuando las medicinas escaseaban, a los enfermos se les reco-

mendaba tomar el sol para ayudar a su cuerpo en la sanación; como muestra de ello, los soláriums de la antigua Roma. Hoy en día sabemos que la mortalidad se reduce entre los pacientes hospitalizados en habitaciones con ventanas soleadas. Pero las bondades terapéuticas del sol no se reducen sólo a los humanos; al escribir estas líneas no deja de venirme a la mente el recuerdo de mi adorada perrita Menta tumbada durante horas al sol mientras se recuperaba de una cirugía. Sabiduría ancestral en estado puro. Cuando examinamos los datos de los estudios de la última década, la evidencia es demoledora. Estos indican que la exposición insuficiente al sol puede ser responsable de trescientas cuarenta mil muertes en Estados Unidos y cuatrocientas ochenta mil muertes en Europa por año y de una mayor incidencia de cáncer de mama, cáncer colorrectal, hipertensión, enfermedades cardiovasculares, síndrome metabólico, esclerosis múltiple, enfermedad de Alzheimer, autismo, asma, diabetes tipo 1 y miopía. Durante mucho tiempo, la comunidad científica ha considerado a la vitamina D la principal responsable de los beneficios del sol. Y esto es verdad, pero no toda la verdad, ya que dichos beneficios van mucho más allá de la vitamina D.

Nuestra piel funciona como una especie de panel solar que absorbe tanto la radiación infrarroja como la ultravioleta. Esta energía electromagnética tiene potentes efectos antiinflamatorios en nuestro organismo, además de regular la producción de múltiples moléculas como el óxido nítrico y hormonas como la serotonina y betaendorfinas, todas ellas de vital importancia para nuestra salud. Por ello, aunque no te encuentres en la naturaleza, debes exponer tu piel al sol todos los días. Según los estudios, la franja óptima para absorber la mayor cantidad de energía curativa es entre las 10.00 y las 13.00 horas, con una duración media de cinco a treinta minutos, dependiendo de tu color de piel, superficie expuesta, estación, hora y latitud. Como regla general, no dejes que la piel se llegue a enrojecer. Aunque es la parte más expuesta durante todo el año, la cara es la zona que más se debería proteger del sol (justo por la sobrexposición). Minimiza su exposición (incluso usando protector solar facial) y maximiza la del cuerpo, no sólo en verano. Para mí, no hay nada más agradable que sentir el sol en la piel un día soleado de invierno.

Papel de las fitoncidas

Buena parte de los efectos sanadores del bosque se deben a las fitoncidas, unos compuestos volátiles generados por las plantas y especialmente por los árboles, que impregnan el aire en entornos naturales. No tienen olor ni sabor alguno, pero cuando se absorben por inhalación (es muy importante respirar por la nariz y no por la boca) tienen un impacto beneficioso en el sistema inmunológico. Por ejemplo, las fitoncidas reducen la inflamación a la vez que aumentan el nivel de las llamadas células NK, sigla de *natural killers* o asesinas naturales, un tipo de glóbulo blanco que combate enfermedades.

Otro de sus efectos beneficiosos es su capacidad, una vez inhaladas, de reducir de inmediato el estrés y aumentar la relajación; también prolongan el sueño y disminuyen la ansiedad.

Otra forma de beneficiarnos de las fitoncidas, más allá del bosque, es vaporizar aceites esenciales de árboles (ciprés, pino, abeto, etcétera) con un humidificador en el dormitorio durante la noche. En un estudio, dicho uso durante tres noches consecutivas aumentó la concentración de fitoncidas (como el alfa-pineno y el beta-pineno) en la habitación. La exposición a las fitoncidas de los aceites esenciales vaporizados intensificó significativamente la actividad de las NK, a la

vez que disminuyó de forma notable los niveles de inflamación y estrés (concentraciones de adrenalina y noradrenalina) en los participantes del estudio.

El reencuentro con nuestros viejos amigos (*old friends*)

En los entornos naturales, como la playa o el bosque, viven
nuestros *viejos amigos*, una serie de microorganismos in-
ofensivos (como determinadas bacterias, arqueas, hongos,
virus, protozoos, etcétera) que habitan en el agua, el aire y el
suelo. Lejos de ser perjudiciales, estos *bichitos*, con los que
hemos compartido la mayor parte de nuestra historia, tienen un impacto muy positivo en nuestra salud.

Dado que, inevitablemente, estos mircroorganismos se
introducían en nuestro cuerpo a diario y en grandes cantidades (incluso algunos se incorporaron a nuestra microbiota para formar parte de ella), nuestro sistema inmune evolucionó para tolerarlos. En realidad, necesita de sus viejos
amigos para entrenarse. Sin estos desafíos conocidos a los
que enfrentarse, se atrofia y deja de funcionar de una manera correcta. Como muestra de ello, a medida que avanzan
el desarrollo y la urbanización de nuestras vidas y se acelera la pérdida de exposición a nuestros viejos amigos del medio ambiente natural, aumentan también las enfermedades
causadas por un mal funcionamiento del sistema inmunitario, como alergias, dermatitis, asma, rinitis alérgica, trastornos autoinmunes e incluso cáncer.

**Las personas que estuvieron expuestas a
entornos agrícolas cuando eran jóvenes
también tienen una menor incidencia de asma y
dermatitis que la población general.**

Diversos investigadores han sugerido que muchas de las enfermedades crónicas del mundo moderno son consecuencia de procesos inflamatorios resultantes de la pérdida del contacto con los microorganismos con los que los humanos coevolucionaron. Estos organismos regulan nuestro sistema inmune, por lo que su ausencia conduce a una desregulación con efectos sobre nuestro comportamiento, las emociones y la salud. Especialmente importantes para nuestra salud son las bacterias formadoras de esporas, como el *Bacillus subtilis*, *Bacillus coagulans*, *Bacillus Indicus* o *Bacillus Clausii*. El suelo es el hábitat natural de estos organismos formadores de esporas, por lo que se hace necesario entrar en contacto con la tierra, sentarse en ella, jugar con ella (esto es superimportante para los más pequeños), evitar los guantes para tocarla cuando hagamos jardinería, etcétera.

√ **Al *Bacillus subtilis*, también conocido como el «bacilo de la hierba», la Asociación Científica Internacional de Probióticos y Prebióticos le atribuye la capacidad de reducir la inflamación, equilibrar nuestro sistema inmunológico, modular nuestra microbiota intestinal y mejorar la digestión.**

Estas esporas también viajan por el aire y están muy presentes en el pelo de los animales. De hecho, el contacto con los animales puede proporcionarnos dosis importantes de viejos amigos. Especialmente importante es el contacto con los perros, con los que los humanos hemos coevolucionado durante muchos milenios, compartiendo incluso nuestra microbiota con ellos, lo que aumenta enormemente la biodiversidad microbiana de nuestros hogares. Según los estudios, la presencia de animales en los hogares se correlaciona con una mejor capacidad para controlar la inflamación de nuestro organismo en la edad adulta y una menor prevalencia de las alergias, atopia infantil y trastornos autoinmunes como la diabetes tipo 1.

**En definitiva, para reconciliarte
con tus viejos amigos, *tírate al barro*
y mejor aún si es con un perro.**

Conéctate (literalmente) con la Tierra

La Tierra es un inmenso generador de campos electromagnéticos (como ejemplo de ello tienes el funcionamiento de las brújulas) regulados entre sí de forma sutil, pero dinámica. Lo que tendemos a olvidar es que los procesos electromagnéticos también forman parte de nuestra biología y que de ellos dependen las reacciones químicas que se dan en nuestro organismo y que posibilitan nuestra vida.

La interacción de campos electromagnéticos entre la Tierra y nuestro sistema nervioso central es fundamental para programar los billones de reacciones bioquímicas que acontecen en nuestro cuerpo continuamente. Una muestra de ello la tienes en la capacidad de la superficie de la Tierra de generar de forma inagotable electrones (iones negativos), que absorbemos a través del contacto directo con ella. Dichos electrones nos ayudan a neutralizar los radicales libres, unos de los responsables del envejecimiento celular. En otras palabras, el contacto con la naturaleza es el mejor antioxidante que existe.

Desde el principio de los tiempos caminamos descalzos sobre la tierra y dormimos en el suelo. Nuestra piel estaba directamente en contacto con la naturaleza. Ello nos posibilitó la conexión con la energía eléctrica de la Tierra a través del nuestro cuerpo y, sobre todo, de los pies. Esto se refleja en la mayor cantidad de terminaciones nerviosas que hay en la planta del pie en comparación con otras partes del cuerpo, lo que nos facilita absorber la energía eléctrica presente en la Tierra.

Nuestro cuerpo es un conductor natural *que necesita del contacto de nuestros pies descalzos sobre la tierra* o, como indica el anglicismo, practicar el *earthing o el grounding* (hacer toma de tierra) para equilibrar su carga electromagnética, un proceso básico para nuestra salud.

Diversas investigaciones han revelado que el contacto del cuerpo humano con la superficie de la Tierra tiene un poderoso efecto contra la inflamación generalizada que está en el inicio de todos los procesos que llevan a enfermedades.

Los beneficios del *earthing* incluyen:

- Mejora el ánimo.
- Mejora el sueño.
- Reduce el dolor.
- Reduce el estrés.
- Mejora la inmunidad.
- Mejora la curación de las heridas.
- Reduce la inflamación.

El calzado te desconecta de la Tierra

Hay momentos en que toda la ansiedad y el esfuerzo acumulados se sosiegan en la infinita indolencia y reposo de la naturaleza.

Henry David Thoreau, escritor y poeta

La invención del calzado hace más de cinco mil años, con sus suelas de cuero o cáñamo, nos ofreció protección para nuestros pies, pero, al carecer de capas aislantes, nos mantenía conectados con la tierra. Así fue casi todo el calzado durante los últimos miles de años hasta la actualidad, en que los zapatos, sandalias y botas convencionales están fabricados con materiales aislantes que nos separan de las energías naturales de la Tierra. Las suelas de zapatos modernas han separado al hombre de la energía eléctrica del suelo con cubiertas aislantes. La mayoría de la gente pasa de semanas a meses sin tener el contacto directo de la piel con el suelo de la Tierra durante más de un minuto. Estas personas viven completamente desconectadas del planeta y, por tanto, desconectadas de su ritmo eléctrico natural y pagan un excesivo precio a modo de estrés (niveles anormales de cortisol circulante), insomnio, interrupción hormonal, dolor crónico, dolores de cabeza y fatiga, entre otras cosas.

Camina descalzo

Caminar descalzo sobre césped, arena o tierra aporta grandes beneficios para la salud. Además de facilitar la «toma de tierra», fortalece los veinte músculos que tenemos en la planta del pie, mejora la elasticidad de la fascia plantar y del tendón de Aquiles y reactiva nuestro sistema propioceptivo encargado del equilibrio y la estabilidad. Con zapatillas amortiguadas, te desconectas del terreno. No percibes si caminas sobre piedras, hierba, arena o cemento ni tampoco te comunicas electromagnéticamente con la Tierra. Como consecuencia, acabas ignorando la información que recibes de las miles de terminaciones nerviosas del pie. Caminar descalzo reactiva ese enorme flujo sensorial. Empieza con distancias cortas, no más de quince o veinte minutos, y aumenta de forma gradual a medida que tus pies se adapten a su nuevo entorno. Siempre que puedas, añade nuevas inclinaciones y texturas; debes variar las superficies sobre las que caminas, tanto los desniveles como las texturas: haz rutas de montaña, camina por el bosque, por la arena... Intenta dar zancadas algo más cortas, aterrizando suavemente sobre el talón, con la rodilla un poco flexionada.

Recomendaciones para bañarte en la naturaleza

- Fúndete con la naturaleza al cien por cien; huele, toca, escucha, siente. Deja atrás lo que ocurre en tu vida cotidiana y simplemente vive el momento presente entre la naturaleza y tú.
- Los beneficios de la naturaleza se esfuman si vamos mirando el móvil. Por cierto, ¿cuándo fue la última vez que diste un paseo por la naturaleza sin ir esclavizado por tu *smartphone*?
- Acércate e interactúa con los árboles, siéntate sobre ellos o abraza el tronco para compartir algo de su electricidad natural.
- Descálzate cuando puedas, deja que tu cuerpo entre en contacto con la tierra.
- Cualquier agua natural, como la de lagos, arroyos u océanos, tiene, también, poderosos efectos restauradores de la salud.
- Una o dos veces al año escapa de la ciudad y rodéate totalmente de la naturaleza por algunos días.

Si ir al bosque no es una opción para ti, aplica todo lo que hemos visto a los parques de tu ciudad. Según algunos estudios, caminar por un parque con árboles aumenta la relajación y la sensación de bienestar en comparación con caminar por la calle. Esto también supondría hacer ejercicio al aire libre, en lugar de estar encarcelado en un gimnasio. Incorpora elementos naturales a tu día a día. Incluso una ventana con vistas a la naturaleza es beneficiosa y, si no tienes esta posibilidad, usa cuadros e imágenes que representen la naturaleza (árboles, vegetación, flores y agua); incluso los colores de la naturaleza pueden ser importantes. Los azules y verdes, que predominan en las escenas de la naturaleza, son colores de baja excitación, baja ansiedad y muy preferidos, mientras que los colores grises de las escenas urbanas parecen provocar sentimientos de irritabilidad. Todo suma. Lo mismo que los sonidos de entornos naturales como cantos de pájaros, sonidos del bosque, las olas del mar. Todo lo que nos evoque nuestro hábitat natural nos beneficiará. Recuerda que puedes beneficiarte de las fitoncidas vaporizando aceites esenciales de árboles. Otra manera de acercarnos a nuestro entorno natural es tener plantas en casa o en la oficina. Son seres vivos que vemos crecer y nos acompañan durante años; dedicarles un momento a cuidarlas alivia tensiones y produce sensaciones relajantes. Las plantas generan un entorno sereno que facilita la relajación, el bienestar y la concentración. ¡Ah!, pero tienen que ser plantas reales; las de plástico no tienen los mismos efectos. Si las plantas te gustan, puedes dar un paso más con la jardinería. Puedes estar tranquilo; no te estoy diciendo que la solución a tus problemas sea comprarte un huerto y vivir de lo que cultives (bueno, tal vez sí). Puedes tener un pequeño huerto urbano en jardineras que ocupan muy poco espacio y que, con cuidados y constancia, dan sus frutos. En jardineras pequeñas o macetitas se pueden plantar hierbas aromáticas o un poco de rúcula. Además, podemos plantar lechugas, acelgas, espinacas... Y si el espacio es más luminoso, podemos incluso cultivar hortalizas. Qué mejor manera de conectarnos con la Tierra que comiendo vegetales recién recolectados; además, recuerda que al trabajar la tierra con nuestras manos entramos en contacto con nuestros viejos amigos. Recuerda que

durante la mayor parte de la historia de la humanidad vivimos en estrecho contacto con la tierra, de la que obteníamos
nuestra comida (no del supermercado) y, por supuesto, libre
de pesticidas, que acaban con «nuestros viejos amigos». Hoy
en día, a menos que cultives tus propios alimentos o comas
vegetales ecológicos de proximidad, nunca obtendrás tu dosis de estos *bichitos* tan necesarios.

√ Conclusión

Me gustaría terminar este capítulo con la siguiente reflexión:
nos pasamos la vida persiguiendo la felicidad, cuando, según
la evidencia, las personas dicen ser más felices cuando están
rodeadas de naturaleza, ya que están regresando a nuestro
primer hogar y en ningún sitio se está tan bien como en casa.
Estar en contacto con la naturaleza no debería ser un lujo,
sino una necesidad.

Capítulo 7
Cambia tu visión de la realidad

Los habitantes de las ciudades nunca tienen la oportunidad de ver la Vía Láctea, ni una noche radiante de estrellas, ni siquiera un cielo verdaderamente azul. Nunca experimentan las sutiles fragancias propias de cada temporada; pierden la euforia del comienzo de la primavera y la deliciosa melancolía del otoño. La pérdida de estas experiencias es más que una aflicción estética; corresponde a una privación de necesidades que son esenciales para la cordura física y mental, porque fueron tejidas indeleblemente en el tejido del hombre durante su pasado evolutivo.

DR. RENÉ DUBOS, microbiólogo

Nuestros ojos, una ventana al mundo

Cuando hablábamos de los beneficios para la salud de los entornos naturales, vimos cómo los espacios verdes nos calman y nos curan. Por ejemplo, en los hospitales, los pacientes con habitaciones que dan a la naturaleza se recuperan antes. El mero hecho de visualizar imágenes que representan la naturaleza (árboles, vegetación, flores y agua) tiene efectos relajantes, incluso los colores de la naturaleza (azules y verdes) inducen a la calma y al bienestar y, en general, se prefieren a los colores grises, que nos evocan la irritabilidad de las escenas urbanas. Esto nos da una idea del poderoso efecto que tiene en nuestro cerebro el entorno que ven nuestros ojos. Por ello, si cambias tu visión de la realidad, cambiarás tu realidad en sí misma.

Nuestro sentido de la vista no sirve sólo para ver objetos, rostros, formas, colores, etcétera. Algo que quizá no sepas es que los ojos son, en realidad, parte del cerebro. La retina neural, la pequeña parte de los ojos que detecta la luz, es un conjunto de terminaciones nerviosas conectadas de forma directa con el resto del cerebro. La realidad es que estos dos pequeños pedacitos de cerebro, las únicas partes que están fuera de la bóveda craneal, tienen un impacto enorme en su estado y funcionamiento. Así que, literalmente, lo que ves y cómo lo ves tiene un increíble impacto en tu estado mental. Cambiar tu visión de las cosas es la palanca más potente para modificar tu estado mental. Los ojos, además de ver, tienen la función de informar a nuestro cerebro sobre el entorno que lo rodea. Le comunican, por ejemplo, si debemos estar alerta o relajados y en qué momento del día nos encontramos (según la cantidad de luz que detectan) para que, así, nuestras funciones corporales estén sincronizadas con la hora del día (ponen en hora nuestro reloj circadiano central). En resumen, nuestros ojos informan al cerebro de nuestro entorno y de la hora del día (gracias a la luz ambiental).

La visión de nuestro entorno

Cuando percibimos una amenaza o estamos ante algo que nos llama mucho la atención, instantáneamente nuestras pupilas se dilatan para focalizar nuestra visión en aquello que capta nuestra atención (sólo vemos aquello que nos preocupa en ese momento); de hecho, son capaces de aumentar hasta treinta veces su tamaño cuando advierten un estímulo. Literalmente, la óptica de nuestro ojo cambia y, con ella, la información sobre nuestro entorno que llega al resto de nuestro cerebro. Cuando nuestra visión se encoge (una visión en embudo) automáticamente nuestro sistema nervioso simpático se activa y nos pone en modo alerta. En función del contexto puede ser emoción (al ver ese helado que tanto nos apetece) o ansiedad (al ver la factura de la luz).

Jackson Beatty, una eminencia en el estudio de la pupilometría cognitiva, realizó en los años sesenta una serie de estudios, junto al premio Nobel de Economía Daniel Kahneman (curiosamente no era economista, sino psicólogo), en los que comprobó cómo, ante la activación que suponía realizar cálculos matemáticos complejos, no sólo el pulso cardíaco de los participantes se aceleraba, sino que también sus pupilas se dilataban hasta un 50 por ciento más durante los primeros cinco segundos. Nuestras pupilas delatan lo que sentimos o cuán nerviosos estamos. Por el contrario, en un entorno relajado, nuestras pupilas cambian, de tal manera que tenemos visión amplia. Vemos todo el entorno en el que nos encontramos: es la llamada «visión panorámica», que activa el sistema nervioso parasimpático y, con él, un estado de calma y tranquilidad.

Visión focalizada

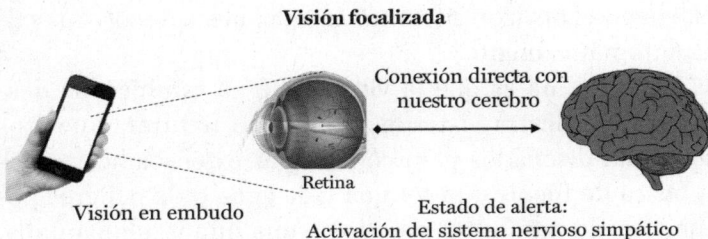

Conexión directa con nuestro cerebro

Retina

Visión en embudo

Estado de alerta:
Activación del sistema nervioso simpático

Fuente: Elaboración propia.

Visión panorámica

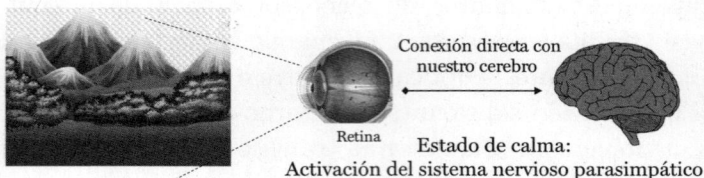

Conexión directa con
nuestro cerebro

Retina

Estado de calma:
Activación del sistema nervioso parasimpático

Visión en abanico

Fuente: Elaboración propia.

Como ves, podemos tomarnos en un sentido literal expresiones como «tener amplitud o estrechez de miras». Cuando estamos relajados se produce una expansión y una apertura tanto de nuestra mente (pensamientos) como de nuestra mirada (vista); somos capaces de verlo todo en perspectiva (una visión panorámica). Por el contrario, cuando estamos estresados o en alerta, todo nuestro mundo se encoge. Tenemos la llamada «visión del mundo en embudo», tanto a nivel mental como visual. La interpretación que hacemos de nuestro entorno, ya sea que estemos alerta o tranquilos, cambia nuestro sistema visual y nos proporciona una visión panorámica o muy contraída del mundo. Pero aquí viene algo muy interesante: este sistema funciona también a la inversa; mantener nuestra vista fijada en algo pequeño a lo que prestamos atención, como en el caso de una pantalla, pone en alerta nuestro cerebro. En cambio, alzar la vista hacia el horizonte (como ver una puesta de sol) nos calma automáticamente.

El problema es que la vida moderna también ha desconectado nuestra vista de su entorno natural. Nuestros ojos están diseñados para contemplar extensos horizontes en busca de fuentes de comida y de agua o de peligros potenciales, no para estar pegados a una minúscula pantalla. Nos pasamos la vida encerrados entre cuatro paredes en vez de en nuestro entorno natural abierto. Y además con la vista fijada en la pantalla de la televisión, del ordenador o, peor aún, en las pequeñas pantallas de tabletas y teléfonos. Hemos reducido drásticamente nuestro campo visual y, con ello, además de atrofiar nuestra vista, estamos impulsando de manera continua un estado de alerta. Nuestros ojos también necesitan estímulos horméticos: se vuelven antifrágiles al mirar objetos lejanos, de diferentes formas y colores y ante distintas intensidades de luz. La falta de estos estímulos naturales atrofia nuestra visión. Prueba de ello es el alarmante aumento de la miopía en el mundo moderno. En la actualidad, más del 25 por ciento de la población mundial es miope y se espera que para 2050 la prevalencia aumente hasta el 50 por ciento de la población. La miopía merma la capacidad de ver de forma panorámica y esto incrementa la tendencia a vivir en continua alerta. Recuerda que para nuestro cerebro seguimos viviendo en una sabana o un bosque plagados de posibles peligros; no ver con claridad pondría en riesgo nuestra vida, de ahí que responda con un estado de continua alerta. La miopía es antinatural; prueba de ello es que resulta un trastorno muy raro en poblaciones ancestrales, en las que afecta a menos del 1 por ciento y aparece sólo a edades muy avanzadas. Pero el mensaje con el que quiero que te quedes no es que estás condenado a vivir en continua alerta, sino que, al igual que ocurre con la respiración, la visión es una poderosa palanca para modificar el comportamiento de nuestro sistema nervioso autónomo. Si dirigimos nuestra atención a una vista periférica lo más amplia posible, tanto horizontal como verticalmente, sin mover la cabeza ni los ojos, sino tratando de expandir nuestro campo visual tanto como nos sea posible, tus ojos se relajarán para poder ver la mayor cantidad factible de entorno a tu alrededor y, con ellos, tu cerebro. Con esta sencilla práctica apagas el sistema nervioso simpático y conduces tu cuerpo a un dominio parasimpático que se traduce en calma y bienestar. Así de fácil, así de potente.

La solución antiestrés: amplía el horizonte de tu mirada

> Soy claramente consciente de las estrellas y el infinito en lo alto. Entonces la vida parece casi encantada después de todo. Por mi parte, no sé nada con certeza, pero la vista de las estrellas me hace soñar.
>
> VINCENT VAN GOGH, pintor

Contempla el horizonte. A nadie se le escapa lo relajante que resulta admirar el mar o una puesta de sol (de ellas te hablaré más adelante). Ahora sabes que te calman no sólo por su belleza, sino porque te hacen entrar de manera natural en una visión panorámica. Un artículo de revisión de ciento veinte estudios concluyó que observar paisajes resulta ser un potente recurso de salud que promueve el bienestar físico, mental y emocional. Los paisajes naturales son capaces de mejorar nuestros niveles de atención, de reducir el estrés, y nos evocan emociones positivas. Así que ya sabes: siempre que puedas, escápate al aire libre, pasa tiempo en la naturaleza mirando el paisaje lo más lejos y con la mayor amplitud posible. Una manera muy sencilla de expandir el campo de visión y de entrar en modo zen es observar una noche estrellada. Esto es algo que recomiendo encarecidamente a todos mis pacientes, ya que, cuando miras las estrellas y te conectas con el infinito del cielo nocturno, te sumerges completamente en el momento presente y te adentras poco a poco en un estado meditativo que te envuelve en una sensación de paz y de asombro que hace que las cosas a tu alrededor comiencen a desvanecerse; es como si te liberaras de todos los pensamientos, obligaciones y expectativas que te atrapan. Sólo puedes detenerte, observar y reflexionar.

Según los estudios, darnos «un baño de estrellas» tiene un montón de beneficios probados, como calmarnos y ayudarnos a reconectar con la naturaleza, y, más importante aún, con nosotros mismos.

Sin duda, el artículo más interesante que he leído al respecto es uno de 2014 publicado por el profesor de Psicología y Comportamiento Social en la Universidad de California Paul Piff.

En su estudio, Piff descubrió que observar las estrellas te convierte en mejor persona. Según el investigador, cuando miramos hacia el cielo nocturno, «nos sentimos pequeños en presencia de algo más grande que nosotros mismos, nos damos cuenta de lo insignificantes que somos nosotros y nuestros problemas», lo que promueve un comportamiento social más altruista, útil y positivo. «Al disminuir el énfasis en el yo individual, el asombro puede animar a las personas a renunciar al interés propio en pos del bienestar de los demás.»

Así que ya sabes: siempre que puedas, siéntate o túmbate con comodidad y deja que tus ojos se adapten al entorno oscuro. Obviamente, cuanto más lejos estés de la ciudad, más estrellas verás, pero vivir en una ciudad no es excusa: desde los patios y balcones se pueden ver muchas cosas.

No importa dónde estés para beneficiarte de la visión panorámica. Si trabajas en una oficina, te recomiendo que cada veinte minutos levantes la vista del escritorio y te tomes veinte segundos para mirar al frente dilatando la vista para poder ver el techo, el suelo y las paredes al mismo tiempo. Tanto tu visión como tu cerebro te lo agradecerán (aunque tus *compis* puedan pensar un poco raro de ti). También puedes aprovechar una ventana para mirar tan lejos como sea posible con cierta frecuencia. Lo importante es tener en cuenta que tanto la visión como la respiración tienen un efecto profundo y muy rápido en nuestro estado interno y que funciona de manera bidireccional, por lo que podemos aprovechar el sistema visual para tomar el control de nuestro estado interno mediante la práctica de la visión panorámica y ya ni te cuento si a esto le sumas una respiración nasal lenta, profunda y constante... ¡Alcanzas el nirvana!

Luz y ritmo circadiano

Nuestro planeta no ha parado de cambiar en sus cuatro mil quinientos cuarenta y tres millones de años de edad desde sus inicios, cuando era una inmensa bola incandescente rodeada de espesas nubes de gases y polvo, continuamente bombardeada por meteoritos. Más tarde surgieron los océanos, hace unos tres mil ochocientos millones de años y, con ellos, las primeras formas de vida, hace unos tres mil seiscientos millones de años. El planeta pasó por la formación de los continentes, por múltiples glaciaciones y un largo etcétera hasta llegar a la Tierra que hoy reconocemos como nuestro hogar.

Dentro de tan diferentes y profundos cambios, hay algo que ha permanecido inmutable a lo largo de los eones de historia de la Tierra, y es que cada mañana sale el sol. Toda la vida de la Tierra, desde los más primitivos microorganismos hasta las plantas y todos los animales (incluida nuestra especie), evolucionó en un planeta que hace un giro completo sobre su eje cada veinticuatro horas, alternando periodos de luz y oscuridad, por lo que adaptó su funcionamiento a ese giro y lo usó para dar ritmo al mismo. Así se generó lo que conocemos como «ritmo circadiano» (del latín *circa*, que significa «alrededor de», y *dies*, que significa «día»). Podemos definir el ritmo circadiano como un ciclo de veinticuatro horas que se produce en cada célula de nuestro cuerpo y le da a nuestra fisiología su ritmo cotidiano, al regular el sueño, el comportamiento, los momentos de actividad y descanso de cada órgano y hasta nuestros niveles hormonales.

Funcionamiento del ritmo circadiano

El estudio de los ritmos circadianos y los relojes internos se conoce como «cronobiología» y es un campo de tal relevancia para la salud que su investigación recibió el premio Nobel de Medicina de 2017.

La cronobiología nos explica cómo cada una de las células del cuerpo está equipada con los genes que intervienen en el ritmo circadiano (*cry, clock, bmal1, timeless, doubletime* y *period*); en otras palabras, es como si tuvieran un reloj bioquímico interno. Pero, como somos organismos pluricelulares, nuestras células necesitan ser coordinadas por alguien que les marque el paso para poder trabajar en equipo a fin de que cada una cumpla la función que le corresponde en el momento apropiado. Imagina lo disfuncional que sería que el hambre nos despertara mientras dormimos. A este reloj biológico central, formado por una colección de neuronas hipotalámicas, lo conocemos como el «núcleo supraquiasmático» (NSQ).

Este núcleo, situado en el hipotálamo, funciona como una especie de reloj circadiano central que informa a cada célula de nuestro cuerpo sobre la hora del día en la que se encuentra, para que pueda regular su funcionamiento en consecuencia. Aunque nuestro reloj interno es muy preciso al marcar el ritmo de nuestro organismo, necesita estímulos adecuados para mantenerse sincronizado. Estos estímulos se conocen como *Zeitgeber* («dador de tiempo» en alemán) y, de ellos, los que tienen mayor impacto sobre el ritmo circadiano son la comida (lo que comemos y cuándo lo comemos), la actividad física, las variaciones de temperatura ambiental, las interacciones sociales y, sobre todo, la luz, que es el principal elemento regulador circadiano, en concreto con las fluctuaciones de su intensidad a lo largo de las veinticuatro horas del día. Lo que ocurre es que el NSQ está en lo profundo de nuestro cerebro, por lo que, obviamente, no tiene acceso directo a la luz. Por ello existen unas neuronas en la retina conectadas de forma directa con el NSQ, que le informan de la cantidad de luz que hay en el entorno: son las llamadas «células ganglionares de melanopsina» o «células ganglionares fotorreceptoras». Este subgrupo de neuronas sintetiza melanopsina, un fotopigmento que transforma la luz azul en un impulso nervioso o, en otras palabras, es capaz de traducir el mensaje de la luz al lenguaje de nuestro cerebro. Ten presente que los ojos son, en realidad, la parte externa del cerebro.

El mensaje que la luz transmite a nuestro cerebro es muy sencillo. A mayor cantidad de luz, mayor actividad; a menor

Regulación del ritmo circadiano

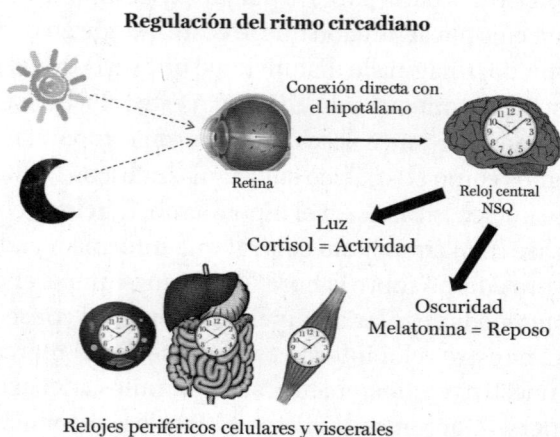

Conexión directa con el hipotálamo

Retina

Reloj central NSQ

Luz
Cortisol = Actividad

Oscuridad
Melatonina = Reposo

Relojes periféricos celulares y viscerales

Fuente: Elaboración propia.

cantidad de luz, menor actividad. En ausencia de luz, descanso. Nuestro cerebro usa, principalmente, dos hormonas, la melatonina y el cortisol, para comunicar el mensaje a todo el cuerpo e informarle del momento del día en el que nos encontramos y, por tanto, cuándo tenemos que despertar y estar activos o cuándo descansar e irnos a dormir.

Cortisol versus melatonina

Básicamente dos hormonas corporales marcan nuestro ritmo circadiano y, con ello, el ciclo de sueño-vigilia:

- Melatonina: hormona del sueño reparador y antioxidante general.
- Cortisol: hormona de la actividad, pero también del estrés.

El cortisol funciona en concierto con la melatonina para establecer los ritmos circadianos diarios. El cortisol es el yang y la melatonina representa el yin.

La programación genética de nuestro ritmo circadiano es muy simple: el cerebro, a través del núcleo supraquiasmático del hipotálamo, interpreta días en los que hay:

- **12 horas de actividad: marcadas por el cortisol**
- **12 horas de descanso: marcadas por la melatonina**

} **Ajustado a un ciclo circadiano de 24 horas**

El cortisol es la hormona que nos prepara para la actividad, y marcará el ritmo en las primeras doce horas del día. Mientras que la melatonina, que se centra en el descanso, marcará el ritmo en las últimas doce horas del día.

138 · Hijos de la adversidad

Esto ocurre así porque nuestros inicios, cuando se gestó nuestra genética, están en África, y allí los días eran de doce horas de luz y doce de oscuridad. Se trata de una respuesta genética que no se puede modificar: siempre funcionará de la misma manera e ir en contra de ella será sinónimo de mala salud.

El día empieza para tu cerebro a la hora que te despiertes: en ese momento se secreta el mayor pulso de cortisol del día, el cual nos pone en acción. El cortisol es una hormona glucocorticoide sintetizada por la glándula suprarrenal, como respuesta al estrés o ante situaciones de demanda energética (por ejemplo, despertar). Su principal función es la de prepararnos para la actividad.

El cortisol nos despierta y nos pone en marcha por la mañana. A medida que avanza el día, la temperatura de nuestro cuerpo, que comienza baja, aumenta, y también lo hace nuestro metabolismo, que hacia el mediodía está llegando a su punto máximo de actividad. Es en este momento cuando nuestro reloj interno indica a nuestro hígado y al sistema digestivo que se activen. Así pues, es el momento ideal para hacer la comida principal del día, ya que es cuando el cuerpo está mejor preparado para procesar de manera correcta los alimentos.

El ritmo circadiano de cortisol-melatonina natural se invierte a lo largo del día. El cortisol debe subir por la mañana y luego bajar a lo largo de la tarde, para que, cuando llegue la noche, podamos dormir. Doce horas después de haber generado el primer pico de cortisol por la mañana para despertarnos es el momento en que para el cerebro y, por tanto, para el organismo, comenzará la noche, aunque todavía haya sol.

Entonces los niveles de cortisol deberían disminuir a sus niveles más bajos, mientras los de la hormona melatonina van subiendo para preparar un sueño reparador de nuestro organismo, si bien sólo se producirá en cantidad suficiente para inducir el sueño en ausencia de luz. En otras palabras, la oscuridad es advertida por la melanopsina, que se lo comunica a nuestro reloj central, el cual manda la orden de producir melatonina en cantidades suficientes, puesto que ya ha llegado la hora de irse a la cama.

La melatonina no sólo nos invita a dormir y descansar, sino que también juega un papel vital en el control de la inflamación en nuestro cuerpo. Es altamente antioxidante al tiempo que ayuda al correcto funcionamiento de nuestro sistema inmunológico.

Conforme va cayendo la tarde, la temperatura corporal comienza a disminuir, nuestro metabolismo se ralentiza y comenzamos a relajarnos. Debido a estas desaceleraciones, estamos mal preparados para digerir una gran cena, por lo que las comidas más ligeras a la hora de la cena se adaptan mejor al ritmo interno.

La melatonina empieza a segregarse sobre las 20.00 horas y alcanza su pico máximo entre las 2.00 y las 3.00 de la madrugada, para ir disminuyendo poco a poco hasta llegar a

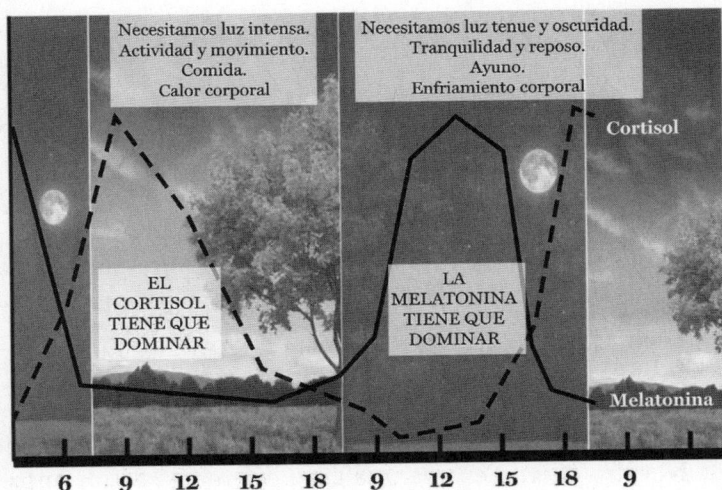

Necesitamos luz intensa.
Actividad y movimiento.
Comida.
Calor corporal

Necesitamos luz tenue y oscuridad.
Tranquilidad y reposo.
Ayuno.
Enfriamiento corporal

Cortisol

EL CORTISOL TIENE QUE DOMINAR

LA MELATONINA TIENE QUE DOMINAR

Melatonina

6   9   12   15   18   9   12   15   18   9

Fuente: Elaboración propia.

niveles mínimos sobre las 7.00 horas. La melatonina se continúa liberando hasta que el reloj corporal percibe un aumento gradual de la luz. Al acercarse el amanecer, la producción de melatonina se detiene y el reloj del cuerpo comienza nuevamente la fase de actividad, liberando cortisol.

Por ejemplo: si te despiertas a las 7.30 horas, debes saber que doce horas después tu cerebro empieza a organizar cambios para ir frenando al cuerpo. Es decir, a partir de ese momento, el cuerpo no apoya respuestas de activación.

Las necesidades de nuestro organismo oscilan en función del momento del día. Nuestro cuerpo espera recibir:

- En las primeras horas del día: luz intensa, activación del organismo (ejercicio, actividad mental, etcétera), comida...
- Por la tarde: menos luz (oscuridad por la noche), tranquilidad en el organismo (actividad física muy ligera, música relajante, etcétera), no tomar alimentos...

Cronodisrupción

Como ves, estamos genéticamente diseñados para ser activos (y comer) bajo la luz intensa del día y para dormir en la oscuridad de la noche. Lo que ocurre es que, otra vez más, el estilo de vida moderno atenta contra una genética forjada durante millones de años de evolución. Las dos mayores amenazas modernas contra el ritmo circadiano son las siguientes:

- Luz por la noche.
- Comer por la noche.

Nuestro cuerpo espera una gran diferencia de luz entre el día y la noche para sincronizar el ritmo circadiano. Por el contrario, las noches están iluminadas en exceso (algo anti-natural), mientras pasamos nuestros días en interiores con una luz mucho más baja que en condiciones naturales.

La luz solar es cientos de veces más luminosa en el espectro azul que la luz artificial tradicional y es con diferencia la más efectiva para sincronizar nuestro ritmo circadiano. Para que te hagas una idea: una oficina con luz brillante tiene una intensidad lumínica de alrededor de 400 lux. La intensidad de un día nublado es de unos 2000 lux. Un día de primavera es de entre 40.000 y 60.000 lux. ¡Y la luz del sol brillante del verano supera los 100.000 lux!

La luz natural marca los periodos de actividad del día y es muy importante comer dentro de dichos periodos. Ingerir la mayor parte de las calorías bien entrada la noche o en medio de esta no es nada bueno para el ritmo circadiano. Eso sería una señal para nuestro hígado, nuestros pulmones y nuestros músculos de que estamos en otra zona horaria (sobre no comer por la noche, profundizaremos cuando te hable del ayuno intermitente).

Estos mensajes confusos y erróneos que mandamos a nuestro reloj central sobre el momento del día en el que nos encontramos hacen que su sincronización pueda interrumpirse, lo que al final conduce a una desalineación o desincronización interna. Esta pérdida de coordinación de los ritmos circadianos puede tener consecuencias negativas para nuestro sueño y muchas otras funciones biológicas, incrementando dramáticamente la susceptibilidad al desarrollo de enfermedades.

A la desorganización de nuestro sistema circadiano se la denomina cronodisrupción y los estudios epidemiológicos muestran que se asocia con un aumento en la incidencia de diabetes, obesidad, enfermedades del corazón, deterioro cognitivo y afectivo, envejecimiento prematuro y algunos tipos de cáncer.

Tipos de luz y el impacto en el ritmo circadiano

Las estrellas, como el Sol, emiten lo que se conoce como «luz blanca», que en realidad es una superposición de luces de los distintos colores que componen el arcoíris, cada cual con una frecuencia y una longitud de onda característica. Por ejemplo, las ondas azules son más cortas que las rojas. Cada longitud de onda de energía causa un efecto biológico diferente en nuestro cuerpo.

Luz visible

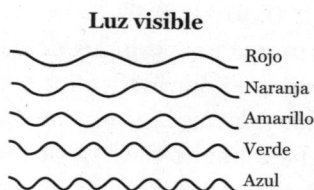

Rojo
Naranja
Amarillo
Verde
Azul

Cuando la luz del Sol alcanza la atmósfera de la Tierra, se produce la interacción entre los fotones de luz y las moléculas de los gases que se encuentran en ella, que actúan como un prisma al dispersar y separar la luz blanca en sus diferentes colores. Como la luz azul viaja en ondas más cortas y pequeñas, se esparce más que el resto de los colores y por eso vemos el cielo de color azul.

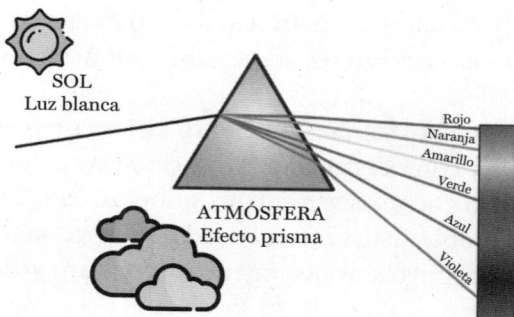

SOL
Luz blanca

ATMÓSFERA
Efecto prisma

Rojo
Naranja
Amarillo
Verde
Azul
Violeta

Ahora bien, conforme va cayendo la tarde y el sol baja sobre el horizonte, la cantidad de atmósfera que tiene que atravesar la luz solar es mayor, y mayor, por tanto, es la dispersión que sufre el color azul en todas las direcciones. La luz roja, al tener una longitud de onda más ancha, se ve menos afectada por la caída del ángulo del Sol; eso implica que a nuestro ojo llegará más cantidad de luz roja que azul. La consecuencia final es que vemos el cielo rojo. El impacto de estos dos espectros de luz sobre nuestro ritmo circadiano es del todo opuesto. Mientras que la luz azul nos activa, el espectro de luz roja nos relaja. Desde una perspectiva de naturaleza-evolución, esto tiene mucho sentido: la luz azul es propia del día, con sus niveles más altos alrededor del mediodía. Cuando el sol comienza a bajar, la luz se vuelve más anaranjada y roja. Si volvemos al año 1878, poco antes de que Thomas Edison inventara la bombilla, nos despertábamos con la luz azul del sol naciente de la mañana. Al atardecer, cuando el sol se ponía, nuestra única fuente de luz, exceptuando la Luna, se limitaba al fuego (y las velas), que, al ser de espectro rojo, lejos de interferir en la producción de melatonina, la estimulaba. Cuando apagábamos el fuego, la noche nos brindaba una oscuridad total que generaba el estímulo perfecto para una producción adecuada de melatonina. Antes de la electricidad vivíamos en ciclos de luz y oscuridad. No existían televisores, ni móviles ni despertadores digitales. La exposición a la luz pasada la puesta del sol era en extremo baja. Cuando estaba oscuro, nos limitábamos a actividades con poca luz, como leer, escribir, hablar, tener relaciones y, obviamente, dormir. Cuando salía el sol, pescábamos, cazábamos, construíamos refugios, jugábamos y trabajábamos.

Sin embargo, todo cambió cuando a finales del siglo XIX se inventó la luz eléctrica y con ella se acabaron las noches tal y como las conocíamos. Al iluminar las noches, transmitimos señales al cerebro de que el Sol está saliendo... y luego culpamos de nuestros problemas de sueño a los colchones incómodos. Si decimos que diez mil años en el proceso evolutivo no son nada, imagínate el efecto que tiene en nuestro organismo el hecho de que hasta hace menos de doscientos años viviéramos en la oscuridad durante largas horas y, en cambio, hoy estemos expuestos a la luz brillante durante dieciséis horas al día.

Por si fuera poco, los ledes modernos y la luz de los aparatos electrónicos que nos entretienen por la noche (televisiones, teléfonos, tabletas, ordenadores...) emiten mucha más luz azul que las bombillas incandescentes y, aunque de intensidad mucho menor que la del Sol, es suficiente para inhibir parcialmente la producción de melatonina. Recuerda que, cada vez que miras una pantalla, le envías una señal al cerebro de que el Sol salió. Por el contrario, tanto la luz roja artificial (bombilla roja o led de color rojo) como el fuego (y, por tanto, las velas) no parecen alterar los ritmos circadianos; es más, parecen tener un efecto regulador sobre este. Quizá por eso sentarnos alrededor de una hoguera tiene tantos efectos relajantes.

La siguiente imagen hace un excelente trabajo al mostrar las frecuencias de color que componen varias fuentes de luz:

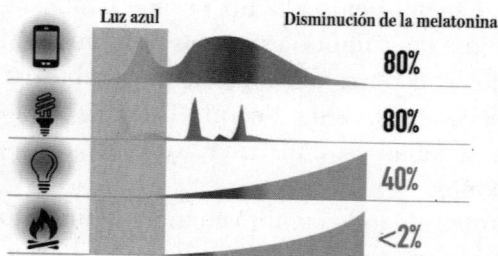

Fuente: <spie.org>.

√ Primera conclusión

A nivel genético estamos diseñados para dormir en sincronía con la variación de la luz diurna. Evolucionamos con diferencias enormes de luminosidad día-noche, lo que se ajustaba de una manera perfecta nuestro reloj interno. Esto ha sido así hasta el desarrollo de la luz artificial.

La vida moderna nos sumerge en un mar de luz artificial de intensidad media, desde la mañana hasta la noche. Se desorganiza el sistema circadiano al perturbar el ritmo de secreción de melatonina:

- Las noches se iluminan en exceso.
- Durante el día sobre todo estamos en el interior.
- Nos exponemos a intensidades de luz diurna más bajas que en la naturaleza.

Es importante tener en cuenta que:

- La luz azul por la noche es la más cronodisruptiva e induce la inhibición más fuerte de melatonina.
- Intensidad, tiempo y espectro de la luz se deben considerar para mantener el reloj biológico acompasado.

La luz azul de las lámparas led y los dispositivos electrónicos en las horas previas al momento de acostarse inhibe la producción de melatonina, lo que reduce la cantidad y la calidad de nuestro sueño.

Regula tu ritmo circadiano

> Nos quitaron el tiempo y nos dieron el reloj.
>
> ABDULLAH IBRAHIM, músico

Ahora que comprendes la importancia de seguir un ritmo circadiano ancestral y cómo la vida moderna lo altera, toca darte herramientas para que recuperes lo que te pertenece (muchas de ellas ya las hemos esbozado).

La intervención más potente que tenemos para optimizar nuestro ritmo circadiano es la luz. Nuestro cuerpo espera luz azul durante el día, luz rojiza al atardecer y oscuridad por la noche, y esto es justo lo que vamos a darle.

Por la mañana

La primera recomendación es que trates de despertarte siempre a la misma hora e irte a dormir cuando empieces a sentir sueño. Esta es la mejor manera de fijar un ritmo circadiano estable. Trata de dormir entre siete y ocho horas todas las noches, lo ideal es que te vayas a la cama antes de las 23.30 horas.

La segunda recomendación es que evites los despertadores con unos ruidos estridentes, diseñados para desafiar los nervios. Según los estudios, estas alarmas producen un pico de hormonas de estrés que ya nos pone en modo alerta desde que abrimos los ojos, nos estresa y predispone a la agitación y el nerviosismo para todo el día. Por el contrario, los despertadores que simulan sonidos de la naturaleza brindan un despertar más plácido, agradable y natural. Si no tienes la opción de este tipo de despertador, intenta al menos usar una aplicación de teléfono que utilice sonidos algo más naturales.

Durante toda nuestra historia evolutiva, el comienzo de nuestro día lo marcaba el Sol, no el despertador. Así que lo mejor que puedes hacer para sincronizar tu ritmo circadiano es exponerte a la luz brillante de la mañana (lo antes posible):

Intenta salir al aire libre por la mañana durante al menos entre diez y treinta minutos (dar un paseo es una opción ideal). Es importante que no uses gafas de sol, porque le estarás diciendo a tu cerebro que aún es de noche.

Si la luz del sol llega a tus ojos poco después de que te despiertes, activa un circuito neuronal que controla la sincronización de las hormonas cortisol y melatonina y así optimiza el funcionamiento de todo nuestro organismo.

La luz diurna matutina aumenta la producción de cortisol de forma natural para ayudarnos a despertar y esto mejora los niveles de energía y la capacidad de concentración durante todo el día. También pone en marcha el temporizador para que doce horas después comience a producirse la melatonina.

La luz brillante de la mañana aumenta la producción de dopamina (motivación y concentración) y de serotonina (bienestar, buen humor y descanso) en el cerebro. Esto anima, reduce el estrés y mejora el humor y la concentración.

Desde una perspectiva evolutiva, la falta de luz era sinónimo de días cortos y oscuros, es decir, de invierno. En esas condiciones, nuestra genética está preparada para desarrollar una conducta depresiva, es decir, un estado de hibernación que ahorra energía debido a la carencia de alimento propia de la estación. El problema es que la vida moderna, caracterizada por pasar muchas horas en el interior de edificios, nos hace estar en una continua hibernación que enlentece nuestro metabolismo (ganamos peso más fácilmente) y nuestro cerebro (peor ánimo y peor concentración).

Para sincronizar nuestro organismo necesitamos exponernos en la mañana a intensidades de luz superiores a

1000 lux (cuanto más tiempo, mejor). En la actualidad, pasamos menos de una hora diaria expuestos a dicha intensidad. Por lo que, si puedes, trabaja o estudia cerca de una ventana; está demostrado por la ciencia que tiene múltiples beneficios para la salud, entre ellos, la regulación del ritmo circadiano.

Si en tu puesto de trabajo no tienes acceso a luz natural, una buena opción, avalada por la evidencia científica, es sin duda una lámpara de alta intensidad lumínica de al menos 10.000 lux de intensidad. Según los estudios, la terapia de luz por la mañana mejora la capacidad cognitiva y el estado de ánimo, además de ayudar a dormir mejor. La evidencia científica nos dice que es tan efectiva como los fármacos en personas propensas a sufrir depresiones.

Después de la exposición a la luz, la comida es el factor con más impacto en el ritmo circadiano. Somos seres diurnos y nuestro cuerpo espera que la mayor parte de las calorías se ingieran durante el día.

Dentro de las proteínas, hay un aminoácido esencial para ayudarnos a descansar: el triptófano. Es un precursor de la serotonina, el famoso neurotransmisor de la felicidad, necesario a su vez para producir melatonina (la hormona del sueño reparador).

**En la primera comida que hagas,
introduce alimentos ricos en triptófano,
como el aguacate, el plátano, el kiwi,
el pavo y el huevo. Mejorarán tu ritmo
diurno y el sueño por la noche.**

El desayuno es uno de los momentos ideales para tomar un café (si te gusta y te apetece, adelante). Te aportará energía, mejorará tu concentración y pondrá tu reloj biológico en hora. Pero debes evitar la cafeína entre ocho y diez horas antes de acostarse; aun cuando sientas que no te afecta, altera de igual modo tu ritmo circadiano. Otra buena noticia de la mañana es que es un momento ideal para tomar de quince a veinte gramos (una o dos onzas dependiendo del grosor) de chocolate negro con el mayor porcentaje de cacao posible (más del 85 por ciento). El cacao es rico en serotonina y además eleva el nivel de endorfinas en el organismo. Traducido a nuestro idioma: mejor ánimo, energía y, por supuesto, descanso nocturno. Inclúyelo en tu desayuno y comenzarás el día lleno de energía (y con una sonrisa de oreja a oreja).

Por la tarde

- Exponte a luz natural: si tienes la posibilidad, sal a caminar quince minutos antes de que se ponga el sol. La luz del atardecer (espectro rojo) tiene profundos efectos sedantes en nuestro organismo y le envía el mensaje a tu cerebro de que el día está acabando y debe prepararse para el descanso.
- Evita la luz artificial: sobre todo la luz azul emitida por los dispositivos digitales y las lámparas led. Según los estudios, el uso de una hora de tableta con pantalla led antes de irnos a dormir reduce en un 50 por ciento la melatonina que somos capaces de producir por la noche y, si usamos el dispositivo durante dos horas, el porcentaje asciende a un dramático 70 por ciento de reducción de melatonina. Imagina el daño que hace este mal, pero muy común, hábito a nuestro ritmo circadiano. Si realmente debes trabajar con el ordenador, usar tableta o *smartphone* a partir de las siete u ocho de la tarde, utiliza el «modo nocturno» o, mejor aún, instala aplicaciones como f.lux o Twilight, que disminuyen la cantidad de luz azul emitida por la pantalla.

No tienes excusa: ¡son gratis! Y es clave para no alterar el biorritmo del organismo. Otra opción son las gafas que bloqueen la luz azul, minimizando la inhibición de melatonina y generando un ambiente óptimo para el descanso. El único inconveniente es que lo verás todo amarillo (pero es fácil acostumbrarse).

- Cena temprano: somos seres diurnos y nuestro cuerpo espera recibir más energía de día. Comer antes de acostarse puede interferir con nuestro reloj biológico, así que trata de maximizar las calorías durante el día y reduce las nocturnas. Deja al menos dos horas sin comer antes de irte a la cama.

- Los mejores alimentos que puedes tomar en la cena para mejorar el sueño: un plato de verdura o ensalada verde acompañadas de pescado azul. No sólo contiene proteínas, sino también omega 3 y triptófano. Todo ello mejora el sueño.

- La glicina es un aminoácido que ha demostrado mejorar el sueño. Alimentos ricos en glicina como un buen caldo de huesos o gelatina pueden ayudarte.

- Las almendras son una fuente de melatonina y de magnesio, mineral que promueve el sueño, dos propiedades que las convierten en un excelente alimento para antes de acostarse. Entre diez y quince almendras.

- Los kiwis son ricos en serotonina y melatonina, por lo que pueden mejorar la calidad del sueño cuando se comen antes de acostarse. Hay estudios que prueban que comer dos kiwis medianos dos horas antes de acostarse ayuda a dormir mejor.

- Los pistachos destacan por sus altos niveles de melatonina, que promueve el sueño. Un puñado (veintiocho gramos) de pistachos sin cáscara contiene tanta melatonina que favorece el sueño como un suplemento dietético, con sólo ciento sesenta calorías.

Por la noche

Por la noche, en casa, procura estar con luz tenue, suave y rojiza, que simule la luz del atardecer. Lo ideal es la luz de las velas o la luz roja artificial (sirve cualquier bombilla roja o tiras con led de color rojo). Como ya sabes, este tipo de iluminación va en consonancia con nuestra biología evolutiva.

Si este tipo de luces no te cuadra, al menos evita las lámparas de techo brillantes (evocan al Sol en nuestro cerebro) y sustitúyelas por lámparas de pie de color anaranjado. Según los Centers for Disease Control and Prevention (Centros para el Control y la Prevención de Enfermedades), la luz naranja, si es muy tenue como la de una lámpara de sal, tampoco parece afectar los ritmos circadianos por la noche, por lo que se podría usar sin problema.

Para dormir a pierna suelta tienes que quitarte de encima el estrés de tu día. Algunas técnicas que pueden ayudarte:

- Reflexionar sobre tu día: anotar tus pensamientos y preocupaciones, pero también las cosas por las que te has sentido agradecido. Te ayudará a sentirte más tranquilo. Reflexiona sobre cuáles han sido tu actitud, tus pensamientos, tus acciones.
- Leer algo inspirador, hablar con tus seres queridos (en vez de ver la tele), practicar la respiración 4-7-8, hacer una meditación guiada o darte una ducha tibia también pueden ser estrategias útiles.
- Intenta que la habitación esté lo más oscura posible; baja del todo las ventanas. Como ya sabes, incluso pequeñas cantidades de luz pueden alterar la producción de melatonina. Si no es posible conseguir la oscuridad completa, una idea es usar un antifaz para dormir. Sí, ya sé que suena a peli americana, pero son bastante efectivos contra la contaminación lumínica.

- Además de oscuro, también debes mantener fresco el dormitorio. Nuestro cuerpo necesita bajar la temperatura de uno a tres grados para conciliar el sueño y permanecer dormido de manera efectiva. Es por ello que nos cuesta tanto dormir las calurosas noches de verano. Los aumentos de la temperatura corporal nos hacen despertar.

Suplementación para optimizar nuestro sueño

Entre las sustancias con mayor evidencia de ser efectivas (y más seguras) para ayudar con el sueño, están las siguientes:

Infusiones

Empecemos por los remedios tradicionales: las hierbas. Su efecto es limitado, pero al menos no tienen contraindicaciones y pueden ayudar. Entre las que parecen tener suficiente respaldo están:

- Valeriana.
- Lúpulo.
- Manzanilla.
- Pasiflora.
- Melisa.

Aceites esenciales para dormir

Otra vez los aceites esenciales al rescate. Esencias como bergamota, mandarina y lavanda, además del sándalo, pueden ayudarte a dormir mejor.

Magnesio

Un suplemento de magnesio sin duda te puede ayudar a descansar mejor. No sólo es un relajante muscular, sino que también juega un papel muy importante en la síntesis de la melatonina y en la reducción de los niveles de cortisol. Dosis: entre doscientos y quinientos miligramos antes de acostarte. Evita el carbonato de magnesio, sulfato y óxido, ya que se absorben mal. Las mejores formas de suplementos de magnesio son el citrato y el bisglicinato de magnesio.

√ Segunda conclusión

Recuerda que tus ojos son la ventana al mundo de tu cerebro. Sé muy cuidadoso con lo que dejes que entre. Siempre que puedas, practica la visión panorámica y reconcíliate con los ritmos ancestrales. Recuerda: para sincronizar tu reloj circadiano necesitas luz natural e intensa por la mañana, contemplar el atardecer, luces rojas o de velas por la noche y oscuridad total a la hora de dormir.

Capítulo 8

Huye de la normotermia.
Huye del confort térmico

Una fría tarde de invierno sentados en un cómodo sofá, con la calefacción a toda mecha, disfrutando de un chocolate caliente. ¿A que suena muy apetecible? Desde luego, mucho más que estar sentado en el suelo de una fría choza en la que sólo te podías calentar a expensas de un fuego. Lo mismo podríamos decir de una tarde de verano con el aire acondicionado a todo trapo y cerveza en mano comparado con protegernos del calor sólo bajo la sombra de un árbol. El ser humano tiene una tendencia innata a buscar temperaturas cómodas, principalmente entre veinte y veintitrés grados centígrados. Este rango de temperatura es lo que se conoce como «zona termoneutral», es decir, una zona de confort térmico. Es innegable que la vida moderna, con la calefacción y el aire acondicionado, nos ha traído niveles altos de confort, pero a expensas de hipotecar nuestra salud. Como ya sabes, vivir en una zona de confort continua nos fragiliza, nos desconecta de nuestra biología al separarnos de los desafíos evolutivos (como el frío y el calor) y nos vuelve más susceptibles a todo tipo de patologías.

Los desafíos ambientales

Los desafíos ambientales han sido una de las amenazas más duras con las que ha tenido que lidiar el *Homo sapiens* como especie. Las temperaturas extremas, tanto por frío como por calor, han sido, evolutivamente, uno de los mayores peligros para nuestra especie. Tanto las olas de frío como las de calor supusieron una gran amenaza para nuestra supervivencia (por desgracia, para muchas personas de nuestro planeta siguen siéndolo hoy en día).

Para poder sobrevivir a las inclemencias del tiempo, la evolución modeló durante miles de años nuestra biología y generó en nuestro organismo una serie de respuestas adaptativas protectoras frente a los cambios de temperatura. Los seres humanos tenemos una gran capacidad de termorregulación, es decir, de mantener nuestra temperatura corporal estable dentro de un amplio rango de condiciones ambientales. Muestra de ello ha sido nuestra capacidad de conquistar todos los hábitats de nuestro planeta. Si te paras a pensar, no existe ninguna especie capaz de vivir tanto en el Amazonas como en el desierto del Sáhara o el Polo Norte.

Los organismos termorreguladores u homeotermos mantienen la temperatura corporal esencialmente constante; producen calor (termogénesis) cuando hace frío y lo disipan al ambiente (termólisis) cuando hace calor.

Durante los procesos de termorregulación, nuestro organismo activa respuestas celulares protectoras, como el aumento en la síntesis de las ya conocidas proteínas de choque térmico o HSP (*Heat Shock Proteins*, en inglés). En paralelo, nuestro cerebro se convirtió en el mejor aliado de nuestra biología al buscar todas las estrategias posibles para protegernos del frío y del calor, como dominar el fuego, refugiarnos en cuevas, idear vestimentas, etcétera. Lo que la evolución no previó es que nuestro cerebro, en su afán de hacernos la vida más fácil, iría tan lejos que desafiaría a nuestra propia biología.

Mediante el desarrollo de tecnología, con la llegada de la calefacción y el aire acondicionado, casi hemos sido capaces de fusionar las estaciones. Vivimos en una continua normotermia, pasamos la mayor parte de nuestra vida encerrados en espacios interiores, presos de la comodidad de una temperatura constante. Sea invierno o verano en el exterior, nosotros vivimos una eterna primavera.

Lo que ocurre es que vivir en este edén térmico conlleva su penitencia. Hoy en día, al haber perdido los estímulos térmicos, hemos perdido las respuestas biológicas de antifragilidad, altamente protectoras, que nuestras células orquestaban ante ellos.

Una vez más, nuestro desarrollo tecnológico ha adelantado a nuestra biología de una manera tan rápida que no ha podido adaptarse.

No seas un *quejica* térmico

Seguro que entre tus conocidos está el típico *quejica del tiempo* (y si no lo conoces, es que eres tú). Me explico, verás cómo te suena (o te sientes identificado). Con *quejica del tiempo* me refiero a la persona que, si hace frío, le molesta, pero si hace calor, también; en invierno desea el verano y, cuando llega el verano, anhela el invierno. A nada que cambia la temperatura enferma con facilidad; cuando entra en un espacio cerrado se queja de que la calefacción está demasiado alta o el aire acondicionado demasiado fuerte. En fin, creo que no tengo que explicarlo más porque ya tienes en la cabeza a varios de tus conocidos.

La salud es flexibilidad, es la capacidad de adaptarnos al medio tanto a nivel físico como psicológico. La pérdida de flexibilidad es sinónimo de patología (o, al menos, nos pone en el camino de ella). Una muestra evidente de esa pérdida es la búsqueda a toda costa del *statu quo* térmico, el anhelo continuo de vivir en una burbuja de confort desde la que observar la vida en vez de ocuparnos de vivirla. Por ejemplo, aquél que, deseándolo, no se baña en la playa porque el agua está muy fría. Lo admito, yo era uno de ellos. No hacer lo que te apetece porque te limita la temperatura es una muestra de fragilidad.

Entrena tu capacidad de termorregulación

Una de las mejores muestras de flexibilidad de nuestra especie es la capacidad de termorregular. Pero para ello necesitamos el estímulo de la varianza extrema en la temperatura. Al evitarlo, perdemos la posibilidad de entrenar la termorregulación y, por supuesto, las vías tan extraordinariamente beneficiosas que se activaban junto a ella. Los procesos de adaptación que generan las temperaturas extremas nos benefician, siempre que no superemos las dosis toleradas. No te pido que renuncies a la calefacción, ni tampoco que hagas un maratón a cuarenta grados. Sin embargo, un estrés térmico controlado en dosis horméticas mediante estímulos agudos (cortos e intensos) puntuales es muy protector.

Por ello, si queremos llevar nuestra salud a otro nivel, deberemos:

- Reconectar con el frío.
- Reconciliarnos con el calor.

Los desafíos no se evitan, se afrontan.

Reconecta con el frío

Cuando nuestro organismo se somete al frío, ocurren cosas maravillosas: se activan en nosotros respuestas grabadas en nuestro genes con multitud de beneficios para nuestra salud. No podemos olvidar que nuestra especie conquistó gran parte del planeta al final de la última era glacial. El frío siempre nos ha acompañado. Lo que ocurre es que, en nuestro afán de lograr vidas más fáciles, cómodas y seguras, hemos dado de lado a este viejo amigo. En este capítulo te enseñaré a reconectar con el frío para obtener todos sus beneficios.

Miles de años de evolución han generado en nuestro organismo respuestas adaptativas protectoras frente al frío. Lo que ocurre es que, con la llegada de la calefacción, hemos perdido este estímulo y, como consecuencia, hemos perdido las respuestas biológicas de antifragilidad que generábamos ante él.

Mi historia con el frío

La primera vez que tuve una aproximación al frío como elemento terapéutico fue en 2014. Ocurrió durante un congreso de psiconeuroinmunología clínica en el que nos hablaron sobre el método Wim Hof, que lleva el nombre de su creador, y que se basa en tres potentes pilares: la respiración, la meditación y la exposición al frío.

Wim Hof es un neerlandés de sesenta años conocido como Iceman. Ostenta (hasta el momento en el que escribo estas líneas) veintiséis récords mundiales; en su haber exhibe gestas como correr una maratón por el círculo polar ártico en pantalones cortos o nadar diez kilómetros en un glaciar. Por todo ello es objeto de estudio por parte de varias universidades de todo el mundo. Lo más increíble es que, según Wim, él es una persona normal y corriente; sus hazañas se deben a la práctica diaria de su método: «Una práctica constante y comprometida que incluya la técnica de respiración y la exposición al frío puede ayudarte a desbloquear una serie de beneficios que incluyen: mayor energía, mejor sueño, reducción de los niveles de estrés, mayor concentración y determinación, mayor fuerza de voluntad y sistema inmunológico más fuerte».

Si te soy sincero, cuando conocí este método, la idea de mejorar mi respiración y meditar me parecieron desde el primer momento unas herramientas muy poderosas para mejorar mi vida. En cuanto a la idea de pasar frío... digamos que no me entusiasmó.

Era uno de esos amantes de las duchas con agua supercaliente; inundaba el baño de vapor hasta tal punto que parecía una sauna. Además, tenía la excusa perfecta en mi hipotiroidismo para ser friolero; definitivamente, el frío no era para mí. Hasta que un día eso cambió.

Me paso el tiempo animando a pacientes y alumnos a que den el salto de la teoría a la práctica. Pero yo había caído en la misma trampa mental que ellos. Había leído muchos artículos sobre los beneficios del frío, había visto infinidad de vídeos de Wim Hof, pero seguía sin dar ese paso de girar el grifo de la ducha hacia el agua fría. En mi afán de dejar ir miedos irracionales que me impiden avanzar, me dije a mí mismo: «Y por qué no vas a poder? Al fin y al cabo, ¡es sólo agua fría». Y así fue. Desde entonces, cada mañana me conecto con el frío. Seamos claros aquí: no es cómodo, pero merece la pena; te activa de una manera asombrosa.

Las duchas frías se han convertido en algo que forma parte de mi día a día, hasta tal punto que me he llegado a formar en el método Wim Hof con Luke Wills, formador oficial del método en España.

Beneficios para la salud de la exposición al frío

El beneficio más obvio de exponerte al frío es robustecer nuestra fuerza de voluntad. Vivimos perturbados en una continua búsqueda del placer y la comodidad, así que cada vez que te obligas a hacer algo que no te apetece, tu voluntad se fortalece. Cada vez que te dejas vencer por la comodidad, tu voluntad se debilita. El momento de girar la llave de la ducha es un buen reflejo de tu fuerza de voluntad. Sabes que te beneficiarás del sacrificio, pero algo en tu interior hace que te repela el frío. Tu respuesta en ese momento es más importante de lo que crees. La voluntad en las pequeñas decisiones de cada día moldea tu mentalidad ante la vida e impacta en todos sus aspectos. El frío no sólo fortifica tu voluntad. Existe una sólida evidencia científica de que la exposición al frío beneficia nuestra salud en diversos aspectos. Según los estudios, la exposición al frío:

- Mejora la circulación.
- Acelera el metabolismo.
- Mejora nuestro estado de ánimo.
- Aumenta nuestra concentración.
- Mejora la respuesta inmunológica.
- Reduce la inflamación y el dolor.
- Mejora la calidad del sueño.

Beneficios metabólicos

Defendernos del frío supone un gran gasto de energía, lo que fortalece nuestro metabolismo (la capacidad de generar energía a partir de los alimentos). Lo que ocurre es que, con la llegada de la calefacción, hemos perdido este estímulo. La temperatura promedio de las casas se ha elevado y ello en parte ha atrofiado nuestro metabolismo. Según la evidencia científica, este hecho favorece la obesidad.

Cuando se practica de forma rutinaria, la inmersión en agua fría estimula de manera importante el metabolismo. El agua fría obliga a tu cuerpo a trabajar más duro para mantenerte caliente aumentando el metabolismo basal (quemando más calorías en el proceso). Es lo que se conoce como la «termogénesis adaptativa».

Otro de los grandes beneficios del frío a nivel metabólico es que mejora el funcionamiento de la tiroides. Una de las funciones más importantes de esta es activar nuestro metabolismo para producir calor. Es muy común que las personas que padecemos hipotiroidismo tengamos dificultades para producir suficiente calor en nuestro cuerpo. Si padeces hipotiroidismo, seguro que te resulta muy familiar esa sensación de frío interno que no se quita casi con nada.

Lo cierto es que la tiroides es como un músculo: si la entrenamos se vuelve más fuerte y eficaz, y qué mejor manera de entrenarla que darle el estímulo para el que está hecha, es decir, los retos de temperatura. Exponernos al temido frío es una de las mejores formas de favorecer la conversión de la hormona tiroidea inactiva (la T4, que por ejemplo se toma con la medicación) en la hormona tiroidea activa (la T3, la que hace que nos encontremos bien). Además de elevar el metabolismo, la exposición al frío mejora la sensibilidad a la insulina, lo cual activa la gestión de los niveles de glucosa por parte de nuestro cuerpo y, así, nos protege contra el desarrollo de obesidad y diabetes. La inmersión en agua fría no es un remedio mágico y nunca debe considerarse un sustituto de una buena alimentación y de la actividad física, pero lo cierto es que es un excelente complemento.

Salud cardiovascular

Aunque cuando te metes en agua fría sientes que se te encoje el corazón, en realidad la relación entre nuestro corazón y el frío es un idilio amoroso. La exposición asidua al frío es cardioprotectora. Como muestra de ello tenemos las conclusiones de un estudio de 2016 en el que se comparó a un grupo de nadadores de agua fría en invierno con un grupo de individuos físicamente activos, pero que no nadaban en agua fría. El grupo adaptado al frío mostró una reducción en los niveles de varios factores de riesgo cardiovascular (como la homocisteína, el perfil de lipoproteínas A1/A2 o un aumento en la capacidad de salida de colesterol). Además, los nadadores en agua fría mostraron una mayor capacidad antioxidante (el daño oxidativo es uno de los mayores factores de riesgo cardiovascular) y un metabolismo basal más alto.

Mejora la circulación

Entre los beneficios para la salud de las duchas frías está la estimulación del flujo sanguíneo y linfático. Cuando sumerges tu cuerpo en agua fría, la sangre se concentra en los órganos vitales para calentarlos. Después, el corazón bombeará de manera más eficiente para impulsar la sangre a través de todos sus vasos y suministrar a cada parte del cuerpo el oxígeno y los nutrientes que necesita, con lo que mejoran tanto el flujo sanguíneo como el retorno venoso. El sistema linfático es una red de vasos que recorren todo el cuerpo y, en esencia, ayuda a limpiarlo de desechos. Este sistema se basa en la contracción muscular para bombear el líquido linfático a través de los vasos. Si no se practica ejercicio o el sistema linfático se vuelve lento o ineficaz, el líquido se estanca y las toxinas se acumulan.

La inmersión en agua fría contrae los vasos linfáticos, lo que obliga al sistema a bombear líquidos linfáticos por todo el cuerpo y, de este modo, se eliminan los desechos del área.

Mejora el estado de ánimo

Wim Hof suele decir que, si te sientes deprimido y sufres problemas de estrés, la solución es muy sencilla: crea hormonas de la felicidad. Y la verdad es que, de acuerdo con los estudios científicos, razón no le falta. Tomar una ducha fría aumenta nuestra sensación de bienestar y mejora el estado de ánimo.

El agua fría desencadena una avalancha de neurotransmisores a nivel cerebral, como noradrenalina, dopamina y betaendorfinas, que mejoran la concentración, el estado de ánimo y te hacen sentir feliz. Estas sustancias liberadas en el cerebro tienen también un potente efecto analgésico, por lo que las duchas frías pueden ser un gran aliado en casos de dolor crónico. Esto las convierte en un tratamiento efectivo contra síntomas de depresión, y, si se usan de forma rutinaria junto con ajustes en el estilo de vida, pueden complementar los efectos de los medicamentos recetados para mejorar el estado de ánimo. De hecho, muchas de las medicinas recetadas con ese fin van encaminadas a elevar la presencia de estos neurotransmisores en el cerebro.

En resumen, el frío nos activa y nos motiva, y la ducha fría es una gran forma de empezar el día.

Reduce la inflamación

Hoy en día sabemos que un estado inflamatorio crónico está en la base de casi todas las enfermedades crónicas modernas. La evidencia científica nos muestra cómo la exposición puntual al frío reduce la inflamación y eleva la capacidad antioxidante del cuerpo. Imagina el potencial terapéutico que tiene esto. Los baños y las duchas de agua fría han demostrado ser un remedio eficaz en atletas contra el dolor y la fatiga muscular. Aunque esto, que suena maravilloso, puede ser un arma de doble filo, ya que, si bien un baño de agua fría inmediatamente después de un entrenamiento reduce el daño y la fatiga musculares, también disminuye los efectos de dicho entrenamiento. Como decía Platón: «Para sentir placer, primero hay que sentir dolor». El dolor y la fatiga después del entrenamiento son signos de inflamación y acidificación de los tejidos entrenados; en otras palabras, un daño de bajo nivel que estimula la hormesis. Cuando trabajo con atletas suelo recomendarles los baños de agua fría después de la competición (para minimizar el daño de los tejidos, sometidos al estrés excesivo propio de la *batalla*), pero nunca después de entrenar (para presumir hay que sufrir).

Lo que resulta perjudicial en el deporte es tremendamente útil en pacientes con enfermedades inflamatorias articulares generales, como, por ejemplo, artritis reumatoide o espondilitis. Algo que, *a priori*, parece ir contra la razón, como exponer al frío a un paciente reumático, en la práctica es muy favorable: cuando nos damos una ducha fría reducimos la inflamación generalizada de nuestro cuerpo (y la focalizada en las articulaciones), además de generar sustancias analgésicas, como ya hemos visto. Si bien es cierto que en mis pacientes observo una ligera agudización de la sintomatología tras las primeras duchas frías, esto se revierte al poco tiempo (generalmente menos de una semana) y ya se empiezan a ver los beneficios.

Regula el sistema inmune

Nuestro sistema inmune también parece beneficiarse del desafío del frío, potenciando nuestras defensas naturales contra infecciones. Como muestra de ello, en un estudio se encontró que terminar la ducha con agua fría durante treinta días reduce las ausencias laborales por enfermedad.

Estrategias para aprovechar el frío

El ser humano tiene la capacidad innata de adaptarse al frío. Lo que ocurre es que, en la mayoría de las personas, tras años de confort térmico, esta capacidad permanece dormida. Para despertarla sólo tenemos que darle al cuerpo los estímulos necesarios, es decir, ¡pasar frío de vez en cuando! Para adaptarnos al frío debemos cambiar nuestro enfoque mental y deshacernos de cualquier reacción física o mental negativa hacia el frío. Este no es ni malo ni bueno, simplemente es frío, una sensación más a la cual nos queremos adaptar. Tenemos que dejar de ver al frío como un enemigo que batir y enseñar al cuerpo a no reaccionar ante él; es una sensación a la que nos exponemos de manera voluntaria para mejorar nuestra salud. Con esta práctica no se trata de sufrir e intentar combatir el frío, sino de soltarlo todo, calmar la mente y tratar de estar cómodos a través de la relajación. No podemos combatir el frío, pues siempre perderemos. Hay que soltar y aceptar, cambiar el chip y dejar que el cuerpo se adapte. El mensaje principal que puedo darte para mejorar tu salud es que no busques una exposición crónica al frío, sino estímulos agudos puntuales. No quiero que pases frío constante, pero tampoco que te abrigues en exceso; es por ello que ahora te daré algunas recomendaciones al respecto. Tranquilo, no te voy a pedir que te metas en una bañera llena de cubitos de hielo (aunque es más duro de lo que parece, después te sientes increíblemente bien). Lo que sí te voy a proponer son las duchas frías, estímulo puntual fácil de regular. Consiste, simplemente, en darse una ducha de agua fría al día y aguantar según la tolerancia que vayas desarrollando, hasta un máximo de dos minutos al día. Si inicialmente sólo aguantas diez segundos, es suficiente, y así deberías ir poco a poco hasta un máximo de dos minutos. Debe ser una ducha fría diaria, aunque puedes empezar con el agua caliente y terminar con el agua fría. La piel humana contiene de tres a diez veces más receptores de frío que de calor. Una ducha fría causa un tipo de *shock* similar a la terapia de descarga eléctrica que *resetea* nuestro cerebro.

Otra idea para exponernos un poquito más al frío es no abrigarnos antes de salir de casa, sino hacerlo cuando tengamos sensación de frío y el cuerpo tirite mínimamente. No te digo que vayas desabrigado en invierno, pero tampoco te protejas en exceso. En casa, intenta pasar al menos un par de horas a una temperatura por debajo de diecinueve grados centígrados; esto supone un estímulo tolerable para la mayoría, pero con efectos beneficiosos. Cuando te acostumbras a ducharte con agua fría, ya ni lo piensas. Todo lo contrario: te lanzas y después te sientes genial. Es un chute de energía que te prepara para lo que venga en el día.

Reconcíliate con el calor

Los humanos estamos mejor protegidos contra el calor que contra el frío, lo que no es sorprendente teniendo en cuenta nuestros orígenes africanos. Es más, según varios estudios, no sólo toleramos el calor, sino que incluso parece que necesitamos cierto grado de estrés por calor para mantenernos sanos.

El calor prolongado ha sido uno de los mayores desafíos para la supervivencia de nuestra especie. Imagina por un momento las tremendas adaptaciones que tuvo que hacer nuestro organismo para poder buscar alimento a más de cuarenta grados bajo un sol abrasador, en pleno desierto del Kalahari. Imagina la cantidad de medidas que tuvo que poner en marcha para proteger a nuestras células del gran estrés por calor, al cual estaban sometidas. Pues, querido amigo, ésa es tu genética, ése es el increíble potencial que aguarda dormido en tus genes esperando despertar ante el estímulo adecuado.

Toda esta maquinaria celular protectora de nuestra salud, y que mejora nuestro metabolismo, puede activarse elevando nuestra temperatura corporal de manera temporal. Tranquilo, que no te voy a pedir que camines por el desierto, aunque a partir de ahora espero que no te quejes ante el calor, sino que lo veas como una oportunidad de estimular tus genes para que ocurran cosas maravillosas en tu organismo. Existen otras maneras, más sencillas, de usar el calor de forma terapéutica, como por ejemplo con saunas y baños calientes (normalmente mis pacientes me ponen menos peros a estas medidas que a los baños fríos, ¿por qué será?).

**La hipertermia leve es una de las mejores
formas de inducir hormesis con fuertes
efectos protectores de la salud.**

Sé que no te estoy descubriendo la pólvora al hablarte del uso del calor como elemento terapéutico. Los balnearios y las saunas se han usado como elementos medicinales durante milenios. Desde las antiguas termas romanas al *hammam*, pasando por los temazcales del Imperio azteca. Lo que sí puedo decirte es que hoy en día la evidencia científica apoya este milenario saber tradicional.

En qué consiste la sauna

El término *sauna* es finlandés y designa una habitación de madera de pino o abeto que se calentaba con fuego. Sin embargo, hoy en día la mayoría cuentan con calentadores eléctricos o, las más modernas, con un sistema de infrarrojos. Los calentadores convencionales caldean el aire a una temperatura óptima de ochenta a noventa grados centígrados. Los calentadores de infrarrojos emiten una radiación térmica que calienta el cuerpo de forma directa, lo que les permite funcionar a temperaturas más bajas que las tradicionales, de cuarenta y cinco a sesenta grados.

El baño de sauna al estilo finlandés implica de una a tres sesiones de exposición al calor, que duran entre cinco y veinte minutos cada una, intercaladas con periodos de enfriamiento. Algunos de estos métodos implican rodar por la nieve o sumergirse en agua fría, lo que potencia su efecto hormético. Mientras que las sesiones de sauna de infrarrojos suelen durar de quince a treinta minutos.

La respuesta de nuestro organismo al estrés por calor

Con independencia de la modalidad, el objetivo de la sauna, también conocida como «baño de sauna», es exponer el cuerpo a una alta temperatura de corta duración con el fin de generar una hipertermia leve (aumento de la temperatura corporal) que induce una potente respuesta termorreguladora. En otras palabras, someter el cuerpo a un estrés térmico potente para que reaccione generando mecanismos adaptativos a varios niveles que funcionan de manera sinérgica, en un intento por mantener la homeostasis. O más resumido: hormesis en estado puro.

La hormesis desencadena una amplia gama de mecanismos de protección que no sólo reparan el daño celular causado por el calor, sino que nos convierten en más resistentes contra exposiciones posteriores y a multitud de factores nocivos. En otras palabras, nos vuelve antifrágiles, como, por ejemplo, también lo hace el ejercicio físico.

Mejora de la capacidad física

La comparación del ejercicio físico con la sauna no es al azar. Ya que esta simula la respuesta del organismo al ejercicio aeróbico intenso. El choque térmico que produce promueve el trabajo del corazón para redistribuir la sangre y así disipar el calor, lo que la convierte en un excelente entrenamiento cardiorrespiratorio. Como ves, la sauna mejora la capacidad cardiorrespiratoria y la resistencia a la fatiga. Además, facilita el aumento de masa muscular al incrementar la producción de hormona del crecimiento y la proliferación mitocondrial muscular, por lo que, sin duda, puede ayudarte a aumentar tu rendimiento deportivo.

El uso de la sauna se ha propuesto para el incremento del rendimiento deportivo y como alternativa al ejercicio aeróbico para las personas que no pueden realizar actividad física debido a enfermedades crónicas y limitaciones físicas. Además, es también muy interesante durante el proceso de recuperación de las lesiones, al estimular los procesos de regeneración y ayudar a frenar la pérdida de masa muscular.

Protección cardiovascular

El uso frecuente de la sauna mejora el funcionamiento del corazón y aumenta la elasticidad de los vasos sanguíneos, por lo que reduce la tensión arterial.

Su uso también reduce los niveles sanguíneos de proteína C reactiva (PCR), un marcador de inflamación sistémica relacionado con la salud cardiovascular. En un estudio de más de dos mil hombres que vivían en Finlandia, se observó que, a mayor número de sesiones a la semana, se reducía en mayor medida la PCR, aunque una a la semana era suficiente para disminuirla.

**Simplemente con una sesión
semanal de sauna reduces la inflamación
de tu cuerpo.**

Por todo ello, no es de extrañar que la sauna reduzca el riesgo de enfermedades cardiovasculares como la cardiopatía isquémica (la causa más común de muerte en la mayoría de los países occidentales), la insuficiencia cardíaca crónica o la hipertensión arterial y su mortalidad relacionada.

Mejora la salud metabólica

Según los estudios, la elevación temporal de la temperatura corporal que produce la sauna podría servir de remedio contra los trastornos asociados al metabolismo, como la obesidad.

Todos sabemos que cuando hace mucho calor el apetito tiende a reducirse (si no, piensa en comerte un cocido a pleno sol del verano andaluz: ¿apetecible?). Este saber popular viene refrendado por varios estudios que muestran cómo un aumento en la temperatura corporal reduce la ingesta calórica debido a la estimulación de determinadas vías hipotalámicas combinadas con hormonas periféricas, como grelina y leptina.

La sauna eleva el metabolismo, mejora la sensibilidad a la insulina y facilita el uso de la grasa acumulada en nuestro organismo como combustible energético. Todas estas mejoras metabólicas podrían venir de la mano de la liberación de irisina, una hormona producida por el músculo en respuesta al ejercicio. El papel de esta molécula ayuda a explicar por qué la actividad física protege frente a la obesidad, la diabetes y otras alteraciones del metabolismo. Hoy en día, sabemos que la sauna estimula la producción de irisina a nivel muscular de forma parecida al ejercicio.

Otro beneficio metabólico importante es el efecto positivo sobre el perfil de los lípidos sanguíneos (colesterol sérico y lipoproteínas) en adultos sanos.

Salud cognitiva y mental

La sauna también ejerce su influencia positiva en la función cerebral. Por ejemplo, sabemos que su uso protege contra el riesgo de desarrollar enfermedades neurodegenerativas como el alzhéimer. Otros estudios han demostrado que reduce los síntomas de la depresión. Los mecanismos involucrados en la salud cerebral inducidos por la sauna son:

- Mejora del flujo sanguíneo cerebral.
- Función protectora de las proteínas de choque térmico sobre las neuronas.
- Producción de BDNF.
- Reducción de la inflamación.

De todos los mecanismos citados nos vamos a detener en el papel del BDNF y en la reducción de la inflamación. Otro elemento que tienen en común la sauna y el ejercicio es que ambos aumentan la expresión del factor neurotrófico derivado del cerebro (BDNF), una proteína que actúa sobre las neuronas para promover el crecimiento de nuevas neuronas y el aumento de la neuroplasticidad (las conexiones que se establecen entre las neuronas). El BDNF modula áreas involucradas en el aprendizaje, la memoria a largo plazo y la función ejecutiva. Además, según diversos estudios, mejora la ansiedad y la depresión.

Un estado de inflamación crónica en el organismo induce cambios en las funciones cerebral y neuroendocrina que promueven el desarrollo de patologías como la depresión y las enfermedades neurodegenerativas. Por lo que, al reducir la inflamación con el uso de la sauna, favorecemos la salud de nuestro cerebro.

Un baño caliente aclara la mente.
Una investigación demostró cómo los baños
de agua caliente provocan fuertes aumentos en
los niveles séricos de BDNF (de un 66 por ciento)
después de una inmersión de veinte minutos
en agua a cuarenta y dos grados centígrados,
a la par que los niveles de cortisol plasmático
disminuyeron significativamente.

Efecto analgésico y de bienestar

Los baños de sauna inducen en nuestro organismo una profunda sensación de bienestar y relajación, en buena parte mediada por un fuerte aumento en la producción de betaendorfinas, unos opioides endógenos que desempeñan un papel importante en el control del dolor, la sensación de bienestar y la reducción en los niveles de cortisol, la principal hormona del estrés.

Es comúnmente utilizada en los países escandinavos para relajar los músculos tensionados y reducir el dolor en las articulaciones, por ejemplo, tras una larga jornada de trabajo físico intenso.

Los estudios ponen de manifiesto el efecto beneficioso de la sauna en el dolor crónico originado por patologías como la fibromialgia o enfermedades reumáticas como la artritis y la producción de factores antiinflamatorios (como la interleucina-10 y la irisina).

Mejora la lucha contra las infecciones

El uso de la sauna se asocia con un riesgo reducido de desarrollar ciertas enfermedades respiratorias crónicas o agudas, incluidos el resfriado común y la neumonía. Esto no nos debe extrañar, puesto que la fiebre, un aumento de la temperatura del organismo, es la defensa universal de este contra los patógenos. Su uso muestra varios efectos beneficiosos sobre la salud respiratoria, como mejoras en la función pulmonar y una disminución de la inflamación.

Otros hallazgos apuntan a que la liberación de proteínas de choque térmico estimula la respuesta inmune de nuestro organismo. Una sola sesión de sauna de estilo finlandés tiene la capacidad de aumentar los recuentos de glóbulos blancos en sangre.

En mi experiencia clínica, los pacientes con hipotiroidismo se benefician especialmente de la activación del sistema inmune por el calor, ya que una característica del hipotiroidismo es el descenso de la temperatura corporal. Cuando la temperatura de nuestro organismo desciende, somos más vulnerables a las infecciones (como, por ejemplo, las típicas candidiasis que se observan en el hipotiroidismo). Cuando a estos pacientes se los ayuda a elevar la temperatura de su cuerpo con las saunas, esas infecciones que se habían cronificado mejoran radicalmente en su pronóstico.

Apoya la desintoxicación del organismo

Si bien es cierto que los órganos clave en la desintoxicación son el hígado y los riñones, existen determinados tóxicos como los metales pesados y los pesticidas que son difícilmente eliminados por estas vías. Es aquí donde la sauna, al facilitar la sudoración, se puede convertir en una gran aliada. La sudoración favorece una mayor excreción de algunos metales pesados, como el aluminio, el cadmio, el cobalto y el plomo, en comparación con la eliminación a través de la orina. Especial interés reviste el caso del mercurio, del cual es muy difícil depurar al organismo, pues, mediante la sauna, sus niveles se pueden normalizar.

Aumento de la longevidad

Si te quiero convencer de que te animes a darte baños de sauna, quizá debería haber empezado por aquí. Al decirte que las personas que la usan con mayor frecuencia viven más, seguro que te dan ganas de probarla. Datos convincentes de estudios observacionales, intervencionistas y mecanicistas en miles de sujetos respaldan la afirmación de que su uso aumenta la esperanza de vida. La relación es simple: a mayor frecuencia de uso, menor mortalidad por cualquier causa.

El aumento de la longevidad por el uso de la sauna es consecuencia lógica de los múltiples beneficios cardiovasculares, neurológicos y metabólicos asociados a ella descritos en múltiples revisiones recientes (que un humilde servidor ha tratado de explicar en este capítulo).

En definitiva, si recuerdas las potentes respuestas horméticas que induce la sauna, impulsadas por mecanismos moleculares que protegen el cuerpo contra todo tipo de daños, comprenderás que no sólo vivirás más, sino mejor; despertarás la antifragilidad dormida en ti y llevarás tu salud a un nivel superior.

Resumen de los beneficios del uso de la sauna

- Mayor esperanza de vida.
- Aumento de la salud cardiovascular.
- Mejoras metabólicas relacionadas con el peso y con los lípidos y la glucosa en sangre.
- Disminución de la inflamación sistémica.
- Mejoras en la ansiedad y la depresión.
- Disminución del riesgo de demencia y alzhéimer.
- Incremento del rendimiento deportivo y la función muscular.
- Mejora de la función pulmonar y reducción de las infecciones respiratorias.
- Disminución de la sintomatología de fibromialgia y fatiga crónica.

- Reducción de los síntomas de enfermedades reumáticas, como artritis reumatoide (AR) o espondilitis anquilosante (AS).
- Reducción de la sintomatología y de la incidencia de cefaleas tensionales.
- Apoyo en la desintoxicación de metales pesados, pesticidas o bisfenol-A.

¿Cuántas sesiones de sauna son recomendables?

Otra pregunta que me suelen hacer en mis cursos y mis pacientes es cuánto tiempo es necesario para tener beneficios y si es peligroso pasarse de tiempo o de sesiones de sauna.

Como ya sabes, la sauna dispara la hormesis en tu organismo. Como también sabes, los efectos de la hormesis son únicos, ya que no se adaptan, sino que se hacen más fuertes, duran más y comienzan antes cuando se aplican con mayor frecuencia. Por tanto, los beneficios deberían de ser mayores cuanto mayor frecuencia de uso.

Pues bien, esta hipótesis está respaldada por los resultados de varios estudios. Uno de los más importantes al respecto fue publicado en 2015 en *JAMA Internal Medicine* por un grupo de investigación finlandés encabezado por el prestigioso doctor Laukkanen, que indagó en el uso habitual de la sauna por parte de 2.315 hombres de mediana edad (entre cuarenta y dos y sesenta años) en Finlandia durante un promedio de 20,7 años. La conclusión del estudio no deja lugar a la duda: existe un fuerte vínculo entre el uso de la sauna y la reducción de la mortalidad por todas las causas.

Los investigadores descubrieron que, cuantas más sesiones a la semana y mayor duración de estas, menor mortalidad de los participantes. A partir de diez minutos ya hay beneficio, pero este aumenta de forma exponencial hasta los veinte minutos de sauna por sesión. Lo mejor, cinco veces por semana. El tiempo mínimo de exposición con beneficios para la salud fue de una sesión semanal de once minutos.

Precauciones y riesgos de la sauna

> Aguas termales. La Vía Láctea en los cuerpos desnudos.
>
> SHIKI MASAOKA, poeta

Otra de las cuestiones sobre las que no hay lugar a la duda es la seguridad de la sauna. Sus riesgos son mínimos. A lo largo de los años se ha demostrado que no supone ningún peligro para las personas sanas, desde la infancia hasta la vejez, incluidas las mujeres con un embarazo sin complicaciones. Muchos médicos consideran que los pacientes con patologías cardiovasculares deberían evitar los baños de sauna. Aunque siempre se debe respetar el criterio médico y estudiar cada caso de manera pormenorizada, parece que la patología cardiovascular no debería ser una contraindicación, sino más bien todo lo contrario. Un artículo de 2015 publicado en *Netherlands Heart Journal* pone de manifiesto que los riesgos de la sauna se han magnificado. En él se apoya como un hábito seguro y saludable para personas de todas las edades, incluso con patología cardíaca. Estudios más recientes, en la misma línea, han demostrado que los pacientes cardiovasculares con hipertensión esencial, enfermedad coronaria o posinfarto de miocardio, si están estables y son relativamente asintomáticos en su vida diaria, pueden tomar baños de sauna sin riesgo. A pesar de su bajo riesgo, usa el principio de prudencia. Empieza con sesiones de diez a quince minutos y aumenta la duración de manera gradual.

Sal si notas mareos o cualquier tipo de malestar y asegúrate de beber abundante agua antes y después de la sesión. Una cosa muy importante es que evites beber alcohol, ya que la mayoría de los raros problemas serios reportados en los estudios tienen que ver con el consumo de bebidas alcohólicas antes, durante o después de la sauna.

No dejes que lo perfecto sea enemigo de lo bueno. Si tienes la posibilidad, sería ideal que tomaras, al menos, una sesión semanal de un mínimo de veinte minutos. Pero, si ése no es tu caso, siempre te quedarán los baños calientes.

Quizá la idea de un baño caliente con música relajante te suene más a escena de película de sobremesa que a algo aplicable a tu estilo de vida, pero lo cierto es que los datos de los estudios señalan que los baños calientes tienen multitud de beneficios para la salud.

Se ha demostrado que estimulan la hormesis en nuestro organismo, pues aumentan las proteínas de choque térmico, además de aportar otros beneficios, como:

- Reducir la inflamación.
- Relajar y mejorar el sueño.
- Mejorar la salud cardiovascular.
- Aliviar el dolor musculoesquelético.

Los baños en agua caliente mejoran el perfil inflamatorio de los pacientes, ayudan a combatir la inflamación crónica de bajo grado y estimulan el metabolismo de la glucosa (dos factores de riesgo presentes en casi todas las patologías crónicas modernas).

También provocan efectos favorables en el cerebro, incluidos el aumento del flujo sanguíneo cerebral, mayores niveles de relajación y bienestar e incluso beneficios antidepresivos. Un ensayo controlado aleatorio encontró que los baños de agua caliente durante ocho semanas tuvieron un

efecto moderado pero significativo en la mejora de los síntomas en participantes con trastorno depresivo, en comparación con el tratamiento con placebo.

**Cómo usar los baños calientes como
medicina: un baño de agua caliente (muy
caliente, que no te queme pero que te resulte
un poco agobiante) cubierto hasta el cuello.
Debes aguantar hasta que el agua se temple
y ya no notes calor. Has de darte un par
de baños a la semana.**

Has visto cuántos beneficios para tu cuerpo tiene un
buen baño caliente (incluso, según algún estudio, te hace
quemar algunas calorías) y es muy fácil y sencillo. ¡Así que
ya no tienes excusas para no mimarte un poco!

Para fortalecer los efectos beneficiosos del baño caliente,
yo les propongo a mis pacientes, basado en la evidencia científica, que añadan en la bañera una taza de bicarbonato só-
dico y una taza de sal. Con ello se potencia el efecto del agua
caliente y se consigue:

• Alivio del dolor muscular y articular.
• Aumento de la capacidad desintoxicante del baño.
• Mejora de los procesos infecciosos cutáneos por hongos.
• Efectos beneficiosos para los síntomas de la psoriasis.

Para terminar, sólo quiero recordarte que bañarse con
agua caliente con fines de purificación, limpieza y curación
es una práctica milenaria, observada en muchas culturas
y hoy refrendada por la ciencia, así que no me queda más
que invitarte a que prosigas con el legado de nuestros antepasados.

√ Conclusión

Si hay un mensaje que debe quedarte claro es que la comodidad te debilita. Vivir en una normotermia continuada es perjudicial para tu salud. Necesitas estímulos, desafíos que te hagan sentir vivo; exponerte de vez en cuando a los elementos te convertirá en antifrágil (aunque tu madre diga lo contrario). Como dice Wim Hof: «Si elegimos siempre la comodidad, nunca aprenderemos las profundas capacidades de nuestra mente y nuestro cuerpo».

Capítulo 9

Nacidos para movernos

El *Homo sapiens* no nació para estar sentado todo el día. Recuerda, somos hijos de la adversidad. Nuestros cuerpos evolucionaron en un contexto en el que, si no te movías, morías, ya fuera de frío, de calor, de hambre o presa de algún depredador. Nuestra genética se modeló durante generaciones en un entorno hostil, donde el sedentarismo era sinónimo de extinción. Estamos genéticamente diseñados para el movimiento; por ello, cuando lo retiramos de nuestra vida, vivimos menos y más enfermos. Mientras que hoy en día nos movemos para gastar energía, antaño nos movíamos para encontrarla; la adversidad era el motor que nos impulsaba a movernos, nuestra supervivencia dependía, en buena medida, de ello. Según los estudios, la búsqueda de alimento en un medio hostil exigía altos niveles de actividad física (aunque tampoco necesitamos estudios para imaginarlo). Un ejemplo es la vida cotidiana de los hadzas, un grupo étnico indígena que vive en el norte de Tanzania, una de las últimas poblaciones de cazadores-recolectores de la Tierra. Los hombres recorren entre quince y veinte kilómetros al día cargados con sus arcos y flechas en busca de comida, mientras que las mujeres dedican varias horas a la recolección de tubérculos, plantas y raíces. Según los estudios, se mueven unos diez kilómetros diarios, muchas veces con bebés a sus espaldas. En total, los hadzas se mueven catorce veces más que una persona activa del mundo desarrollado (así que imagina la comparación con una persona sedentaria: da miedito pensarlo).

En los hadzas no hay atisbo de factores de riesgo de enfermedad cardiovascular. Ni hipertensión arterial, ni colesterol ni triglicéridos elevados, como tampoco se les descompensan los niveles de glucosa sanguínea ni siquiera a las personas de edad avanzada, ya que siguen muy activas. Si nos comparamos con los cazadores-recolectores, nuestros niveles de actividad física son drásticamente inferiores. Pero no tenemos que irnos tan atrás; incluso las sociedades occidentales modernas eran físicamente mucho más activas hasta la revolución industrial. En 1800, aproximadamente el 90 por ciento de los trabajos necesitaban de nuestro esfuerzo físico. Sin embargo, hoy en día menos del 2 por ciento de los trabajos requieren de nuestra fuerza; en otras palabras, nos hemos convertido en una sociedad «sedente». Vivimos una revolución tecnológica sin precedentes, en la que una persona puede teletrabajar, pedir comida a domicilio con calorías suficientes para mantenerse durante una semana, calentarse con sólo pulsar el botón de la calefacción e invertir el tiempo libre en ver series y en las redes sociales. En definitiva, el movimiento es voluntario... y ya sabemos que todo lo que dependa de la voluntad no suele casar muy bien con nuestra especie (como dice Naval Ravikant, somos «monos con un plan»). Quizá pienses que soy muy exagerado, pero si vemos los estudios, nos muestran que somos sedentarios más de un 70 por ciento de nuestro tiempo despiertos. La triste realidad es que pocas personas cumplen con las recomendaciones actuales sobre actividad física.

**Recomendaciones semanales: ciento
cincuenta minutos a la semana de actividad
moderada (unos treinta minutos al día, cinco
veces a la semana) o unos setenta y cinco
minutos por semana de actividad intensa
o una combinación equivalente de las dos.**

El sedentarismo nos enferma

Si quieres mejorar la salud, la primera pauta clave es moverse más y sentarse menos. No te engañes, no existe persona sedentaria sana. La ausencia de movimiento activa de manera importante la grasa corporal, facilita los procesos inflamatorios y libera hormonas de estrés a nuestra sangre. Puedes tener una dieta saludable, meditar a diario y dormir como un bebé, pero si no tienes un mínimo de movimiento cada día tu salud se resentirá.

El ejercicio físico es el mejor ejemplo de hormesis. Llevamos a nuestro cuerpo a un estado de estrés físico voluntario en el que tanto los músculos como el corazón y los pulmones son retados y, como respuesta, se vuelven más fuertes y resistentes.

Uno de los grandes beneficios del ejercicio es el incremento del número y la funcionalidad de nuestras mitocondrias (las fábricas de energía para las células). Por el contrario, una de las consecuencias del sedentarismo es la pérdida de mitocondrias. Más energía significa más salud, mayor bienestar y longevidad. En otras palabras, si nos movemos, nos damos años de vida, pero también vida a nuestros años.

En este libro no vas a encontrar ejercicios específicos, ni rutinas ni ninguna guía sobre cómo entrenar. Eso no es lo que pretendo; mi objetivo es llevarte del cero al uno, quiero que pases de ser una persona sedentaria, que ve la vida pasar ante sus ojos, a ser una persona activa y motivada para moverse más y mejor. Como decía Séneca: «Nuestra naturaleza está en la acción. El reposo presagia la muerte».

Una vez que incorpores el movimiento a tu vida, estarás preparado para dar un paso más en tus capacidades. Para cuando llegue ese momento, no puedo dejar de recomendarte el libro *Desencadenado*, de Marcos Vázquez (conocido como *fitness* revolucionario), uno de mis referentes. En el libro aprenderás a desarrollar todas las capacidades físicas de las que tu cuerpo es capaz, sin necesidad de máquinas de gimnasio. Pero vayamos paso a paso y, para que te motives a moverte más, voy a mostrarte los efectos del sedentarismo en tu salud.

Las pruebas científicas muestran una fuerte relación entre el aumento del sedentarismo y un mayor riesgo de enfermedad. El gran incremento del tiempo que pasamos sentados (*sitting time*, en inglés) tiene profundos efectos negativos en casi todos los aspectos de la salud humana, desde los sistemas cardiovascular y pulmonar hasta el cerebro e incluso el sistema inmune. La falta de movimiento es un pasaporte para padecer cardiopatías, accidentes cerebrovasculares, diabetes o cáncer de mama o de colon. El sedentarismo causa más muertes que la obesidad.

Estos son sólo algunos ejemplos de cómo el tiempo sedente impacta en nuestra salud:

- Acumulación de grasa visceral.
- Sobrecarga cardíaca.
- Disminución de la masa muscular (sarcopenia).
- Aumento de peso.
- Artrosis y osteoporosis.
- Pérdida de memoria.

- Mayor riesgo de depresión y ansiedad.
- Peor funcionamiento de nuestro sistema inmune.

Esta es la razón por la que los expertos en salud han bautizado al *sitting* como «el nuevo tabaquismo». Permanecer mucho tiempo sentado acorta nuestra esperanza de vida tanto como fumar.

El ejercicio no compensa el tiempo sedentario

Quizá llegado este momento, estarás pensando: «De acuerdo, es cierto que paso un montón de tiempo sentado, pero lo compenso entrenando duro en el gimnasio». Aquí viene lo fuerte: el tiempo que permanecemos sentados, ya sea en el trabajo o en casa viendo la televisión, es un factor de riesgo independiente de la falta de actividad física. Por cada hora que permaneces sentado, tu cuerpo comienza a inflamarse, tus articulaciones se anquilosan, tus músculos se tensan y algo que es aún más preocupante: empiezas a volverte resistente a la insulina y a depositar grasa tanto en el hígado como en el corazón.

Tendemos a confundir el deporte con una vida activa. Pero hoy en día sabemos que pasar una hora en el gimnasio haciendo deporte no compensa todo un día sentado. La ausencia de movimiento es peligrosa para la salud incluso si haces suficiente deporte.

Esto no quiere decir que el ejercicio no sea útil, beneficioso y necesario para la salud. Sólo significa que el ejercicio físico por sí mismo no es suficiente para eliminar los efectos del *sitting*. Entonces, ¿cuál es la solución? ¿Cómo romper el tiempo sentados? La respuesta es muy obvia: ¡levantando el culo de la silla/sillón/sofá cada poco tiempo! En otras palabras, romper el tiempo sentados o, como se dice en inglés, hacer *sitting breaks*; con esto borrarás de un plumazo los efectos perniciosos de permanecer sentado.

Rompe el tiempo sentado (menos *sitting*)

Pasa más tiempo de pie

Según un estudio llevado a cabo por la sección de Cardiología Preventiva de la Clínica Mayo en Rochester, Minnesota y publicado en el *European Journal of Preventive Cardiology*, estar de pie durante seis horas en lugar de sentado se relaciona con menores tasas de ataques cardíacos, apoplejías y diabetes.

Siempre que sea posible, usar una mesa de trabajo en bipedestación es una muy buena opción. Pero, claro, para estar de pie, antes tenemos que saber cómo estarlo. Lo primero que voy a pedirte es que leas este párrafo y después dejes de leer y me hagas caso. Quiero que te pongas de pie en una posición relajada, cierres tus ojos y notes tu cuerpo: cómo se apoyan tus pies en el suelo, si lo hacen igual, si por el contrario uno lo hace más que el otro, si tus rodillas están relajadas o las tienes bloqueadas en extensión, si notas tu espalda, si notas tensión en alguna parte, si te notas inclinado o encorvado, nota tus hombros y siente si están adelantados o tensos, o tal vez te sorprendas con ellos encogidos, y lo mismo con la cabeza, si la notas inclinada hacia algún lado o quizá hacia delante. Ahora que tienes conciencia de cómo se comporta tu cuerpo de pie, te voy a enseñar cómo debería de comportarse.

Cuanto mejor sea tu postura, más tiempo aguantarás de pie y menos te dolerá la espalda. Así que hazme caso y empieza a seguir estas sencillas recomendaciones para lograr la postura ideal:

- Lleva los hombros ligeramente hacia atrás y hacia abajo con el pecho bien abierto y hacia arriba. Tus hombros deben quedar encima de las caderas, y las caderas encima de los pies.
- El cuello largo y la cabeza en alto con la mirada al frente y alineada por completo con el tronco (las orejas deben estar encima de los hombros).
- Mantén siempre una cierta activación abdominal, del 20-30 por ciento aproximadamente, para fijar esta postura, pero que te permita respirar con normalidad (como si siempre estuvieras en guardia ante un posible puñetazo en la tripa).

¡Ojo! Tampoco se trata de que vayas caminando demasiado rígido y excesivamente artificial, como si fueras un robot, pero sí debes ser consciente de tu postura, sentir tu cuerpo cada poco tiempo, escucharlo y, si percibes que te estás encorvando, recuperar la postura. Tener la cabeza y el tronco alineados y los abdominales activados es muy importante tanto cuando estás de pie como sentado. Si te abandonas en la silla y te apoltronas cómodamente, tu columna, al igual que tu postura, se resentirán. Una buena postura no sólo beneficiará tu espalda: aunque no lo creas, también fortalecerá tu carácter y te aportará seguridad. Según las conclusiones de los estudios de Amy Cuddy, psicóloga de la Universidad de Harvard y protagonista de una de las charlas TED más vistas de la historia: «Las posturas de poder, aquéllas en las que muestras una actitud de seguridad y confianza en ti mismo, le mandan un potente mensaje de seguridad al cerebro, e incluso modifican la manera en la que nos sentimos». Tienes que ser consciente de cómo tus sentimientos y tu cuerpo están interconectados: una postura erguida, sacando pecho ante la vida, te hará sentir fuerte y orgulloso. Por el contrario, ir encorvado y con la cabeza gacha nos hace cerrarnos y hacernos más pequeños, como si quisiéramos pasar desapercibidos y sin molestar.

Alcanza el estado pico

Como dice Tony Robbins: «Para salir de tu mente, entra en tu cuerpo». Al modificar tu estado físico puedes cambiar tu estado mental, así que presta atención a lo siguiente. Si quieres sentirte bien en un instante, haz este ejercicio: levanta los brazos en forma de *V*, con las palmas de las manos bien abiertas, levanta la cabeza y mira hacia arriba, sonríe y comienza a dar pequeños saltos. De forma automática, tu cerebro empezará a producir una serie de sustancias llamadas endorfinas que te aportarán una sensación de bienestar inmediata. Si te soy sincero, después de lavarme los dientes esto es lo primero que hago cada mañana para afrontar el día con todo el ánimo que se merece.

Sitting breaks

Concentrarse en el trabajo (o en la serie que estés viendo) está genial, pero, te guste o no, es conveniente romper cada treinta o, como máximo, cuarenta y cinco minutos el tiempo que permaneces sentado (y no para salir a fumar). Así que ya sabes, ponte de pie y haz algún pequeño movimiento o ejercicio durante sesenta segundos. Esto te protegerá contra la enfermedad. En la medida de lo posible, es recomendable que el minuto de ejercicio sea de una intensidad vigorosa (el corazón debe acelerarse por encima de ciento diez pulsaciones por minuto). Unas sentadillas, unas flexiones, unos saltos o subir y bajar las escaleras rápido son ejemplos de buenos *sitting breaks*. No te preocupes, si una sentadilla es mucho para ti, empieza con sentarte y levantarte varias veces de la silla sin apoyarte con las manos durante un minuto. Si las flexiones son demasiado duras, hazlas de rodillas concentrándote en el movimiento y, si aún te resultan complicadas, comienza haciéndolas contra la pared. La meta es que mejores un 1 por ciento cada día.

Este es uno de los ejercicios que más recomiendo a mis pacientes, aunque *a priori* puede parecerte una tontería. Es muy sencillo de explicar, pero, créeme, no es tan fácil de llevar a cabo. El ejercicio en cuestión es sentarte y levantarte del suelo usando lo mínimo posible las manos, la meta es conseguir no usarlas nada. Puede que, cuando lo intentes por primera vez, ¡te des cuentas de lo oxidado que estás! Incluso aunque hagas deporte con regularidad, puede que te sorprendas a ti mismo de lo poco que tenemos entrenado el cuerpo para hacer cosas que salen de la rutina. Con este ejercicio no sólo fortalecerás el cuerpo, sino que ganarás en agilidad y en equilibrio. Repetirlo con frecuencia es todo un entrenamiento contra la fragilidad.

Huye de la comodidad, piensa de vez en cuando en cuánto tiempo llevas sentado sin moverte y rompe esta dinámica cada vez que te sea posible. Cada pizca de ejercicio cuenta a favor de tu salud; no evites las escaleras, incluso si vas cargado con las bolsas de la compra, motívate pensando que estás trabajando piernas, glúteos, espalda, brazos y hombros. ¡Casi nada! ¿Esperando en una cola? Un momento ideal para hacer unas sentadillas; es posible que la gente mire, pero así entrenas tu carácter: dos en uno. Recuerda que eres un hijo de la adversidad, así que utiliza cada pequeña dificultad que la vida te brinda para convertirte en una persona más fuerte.

Aumenta tu NEAT

Como ya hemos visto, nuestros ancestros pasaban buena parte del día en movimiento, y no sólo cuando buscaban alimento. Otras actividades como abastecerse de agua, recoger madera o arreglar las chozas ocupaban buena parte de su tiempo. El uso variado y constante del cuerpo les otorgaba una destreza y una forma física a la que hoy no podríamos aspirar ni practicando todo el yoga del mundo. Incluso cuando estaban quietos, solían realizar actividades manuales, como remendar la ropa rota, hacer un cuchillo de piedra o transformar un pedernal en una punta de lanza, tareas sin duda de mayor intensidad que el trabajo de oficina. La vida diaria de nuestros antepasados es lo que hoy llamamos «actividad física independiente del ejercicio» o *NEAT (non exercise activity thermogenesis)* para referirnos a toda la actividad física que no es deporte. Esto incluye cuidar el jardín, subir unas escaleras, ir en bicicleta al trabajo, etcétera. La resultante es sencilla: a más NEAT, más salud. Cualquier actividad que implique movimiento suma, así que busca invertir tu tiempo de ocio en actividades que impliquen movimiento. Recuerda que, si pasas sentado la mayor parte del día, ir tres o cuatro veces por semana al gimnasio no es suficiente. Debes tener una vida más activa para protegerte contra los efectos del *sitting*.

La importancia de caminar

Si eres de los que aún no han dado el paso de empezar a hacer ejercicio, sea por el motivo que sea, antes de lanzarte a la primera rutina de ejercicios que veas en YouTube, empieza por caminar con mayor frecuencia, más rápido y durante más tiempo. En otras palabras, acostúmbrate a caminar más durante el día antes de pensar en otra cosa. Esto también se aplica para ti. Los ejercicios corporales y levantar peso, además de entrenar con máxima intensidad de vez en cuando, son muy importantes para nuestra salud, pero si sólo pudiéramos hacer una actividad física por el resto de nuestra vida, sin duda la mejor elección sería caminar.

Puedes tener buena salud sin entrenar, pero no sin movimiento, y caminar es, sin duda, la mejor alternativa.

Antes caminar no era una elección, simplemente no había otra opción, pues era nuestro medio para encontrar alimento y escapar del peligro. Pero no tenemos que remontarnos al Paleolítico. Recuerdo, por ejemplo, que de pequeño mi abuela me contaba que caminaba a diario más de diez kilómetros para ir a trabajar en la recolección de la aceituna. Caminar era su único medio de transporte. Lo hacía por necesidad, no por voluntad. Según estudios, poblaciones que hoy en día viven en condiciones preindustriales, como por ejemplo los amish, caminan entre once y catorce kilómetros diarios (entre catorce mil y dieciocho mil quinientos pasos diarios). Los amish presentan las mayores tasas de longevidad de cualquier población en Estados Unidos. En otras palabras, caminar es una póliza de salud gratuita.

Beneficios de caminar para la salud

Estos beneficios han sido estudiados a lo largo de los años y hoy en día son toda una evidencia: ¡caminar más es una de las mejores decisiones que podemos tomar para mejorar nuestra salud! Es tan sencillo como que caminar de forma regular alarga la vida.

Una caminata diaria se asocia con una disminución de la mortalidad en todas las edades con o sin enfermedades críticas, con independencia de los factores sociodemográficos y de estilo de vida, el índice de masa corporal, el estado médico, el historial de enfermedades y la capacidad funcional.

Caminar es bueno en totas las edades, desde niños hasta mayores:

- Los niños que van caminando al colegio tiene menos sobrepeso.
- Es bueno para el corazón: caminatas cortas a ritmo ágil y frecuentes ayudan a perder peso, reducen los triglicéridos, el colesterol y el riesgo de diabetes tanto como correr.
- En personas mayores, caminar mejora la memoria.
- Caminar a diario beneficia el estado de ánimo. En un estudio se descubrió que sólo doce minutos de caminata ágil aumenta la jovialidad, el vigor, la atención y la confianza en uno mismo.

¿Cuánto hay que caminar al día para mejorar la salud?

Hoy en día, gracias a la tecnología disponible, podemos monitorizar nuestro movimiento y así motivarnos a hacer un aumento progresivo del mismo. Según la evidencia científica, la famosa media de diez mil pasos al día (entre siete y ocho kilómetros) parece razonable en adultos sanos. Cada día surgen estudios que documentan los beneficios para la salud de alcanzar niveles similares (aunque sea una cantidad modesta comparada con los estándares de nuestros antepasados).

No obstante, el objetivo de diez mil pasos al día no debe generalizarse a toda la población, pues dependerá de las condiciones físicas de cada persona. Por ejemplo, a los adultos mayores y a los enfermos crónicos les puede costar llegar a esas cifras; en estos casos, según los estudios, llegar a unos seis o siete mil pasos sería suficiente para empezar a recibir beneficios cardiovasculares. Otra preocupación sobre el objetivo de diez mil pasos diarios como meta universal es que probablemente sea demasiado bajo para los niños, una importante población diana en la guerra contra la obesidad. En cualquier caso, céntrate en mejorar ligeramente día a día. No pasa nada si empiezas con tres o cuatro mil pasos, si a diario añades algunos pasos a la suma. Tu objetivo debe ser la mejora continua. Recuerda, el cambio más pequeño marca la diferencia más grande.

Ideas para caminar más

- Piensa antes en caminar que en coger el coche o el bus.
- Si usas el coche, aparca un poco más lejos (también vale para los aparcamientos de los centros comerciales).
- Si vas en metro o autobús, camina por el andén mientras esperas, bájate una parada antes y camina el último tramo.
- Usa más las escaleras y menos el ascensor y escaleras mecánicas (aunque sea sólo para bajar).
- Levántate y camina mientras hablas por el móvil.
- ¿Estás en una sala de espera? Camina alrededor de ella.
- Esconde el mando de la TV. Levántate para cambiar de canal.

Si quieres resolver un problema, ponte a caminar y aumentarás tu creatividad. Según un estudio de la Universidad de Stanford, caminar incrementa la inspiración creativa y la búsqueda de soluciones en un 60 por ciento, en comparación con estar sentado. Como decía Nietzsche: «Todos los grandes pensamientos se conciben al caminar».

Convierte las comidas o cafés de trabajo en paseos de trabajo. Intercambiar ideas mientras caminaba era uno de los grandes secretos del éxito de Steve Jobs.

Camina rapidito, que se alargará tu vida

Si quieres vivir más años, debes caminar rápido. En esencia, esos son los resultados de un estudio de la Universidad de Pittsburgh. Los científicos afirman que la velocidad al caminar podría ser un indicador importante del bienestar y la longevidad de una persona, especialmente entre los mayores. Tras un seguimiento de cerca de treinta y cinco mil mujeres y hombres de más de sesenta y cinco años entre 1986 y 2000, se descubrió que, si bien la velocidad de marcha media fue de 0,8 metros por segundo, quienes caminaban más rápido (a un metro por segundo o más) tenían una supervivencia más larga de la esperada (entre cinco y diez años más de vida). En el otro extremo, las personas que caminaban con una velocidad menor a 0,6 metros por segundo tenían un mayor riesgo de mortalidad prematura. En palabras de la doctora Studenski, autora del mencionado estudio, caminar «requiere energía, control de movimiento y apoyo, y exige un esfuerzo en múltiples sistemas de órganos, incluidos el corazón, los pulmones y los sistemas circulatorio, nervioso y musculoesquelético». Estas serían las razones por las que caminar rápido prolonga nuestra esperanza de vida. A efectos prácticos, el mejor ritmo para caminar sería aquél en el que respiras cómodo sólo si vas en silencio. Por el contrario, si fueras hablando, tu respiración se entrecortaría, es decir, que si quieres caminar para mejorar tu salud, nada de charlar mientras miras escaparates.

¿Caminar mucho tiempo y lento o hacer intervalos intensos?

Si eres de los que afirman no tener tiempo para salir a caminar a diario, tengo buenas noticias para ti. O tal vez malas, si el tiempo era una excusa para no moverte. Puedes obtener todos los beneficios de caminar en sólo treinta minutos.

El grupo de investigación de Shizue Masuki, del Instituto de Ciencias Biomédicas de la Universidad de Shinshu (Japón), demostró que un entrenamiento de caminata a intervalos resulta muy beneficioso para la salud de personas de mediana edad y mayores.

En el estudio, diseñaron un programa de entrenamiento de caminatas a intervalos de intensidad variable, en el que se instruyó a los participantes para que repitieran cinco o más series de caminatas rápidas y lentas compuestas de:

• Tres minutos caminando vigorosamente, a una intensidad entre el 70 y el 85 % de nuestra capacidad. Esto equivaldría a andar a paso acelerado.
• Tres minutos caminando a una intensidad media-baja al 40 por ciento de la capacidad aeróbica máxima para caminar. Esto equivaldría a andar a un paso moderado, ni muy lento ni muy rápido.
• Durante cuatro o más días a la semana.

Se hizo un seguimiento de los participantes durante veintidós meses y se descubrió que esta forma de andar más intensamente pero menos tiempo resultó más fácil de seguir a largo plazo. La participación a lo largo de los veintidós meses promedió un 70 por ciento y estuvo altamente correlacionada con una reducción del 13 por ciento en la puntuación de la enfermedad vinculada al estilo de vida y con un aumento del 12 por ciento en la capacidad de resistencia y mejora de la forma física. Así que ya sabes, ¡si tienes media hora, no tienes excusa!

Protocolo de caminata a intervalos (mezcla de andar rápido y más tranquilo)

- Repetir cinco o más series de caminatas.
- Tres minutos a baja intensidad, seguidos de tres minutos a alta intensidad.
- Durante cuatro días por semana.

Esto no significa que te olvides de los diez mil pasos y te conformes sólo con media hora de caminata diaria. El mensaje con el que te debes quedar es que añadir momentos de aumento de intensidad en tu caminata resulta muy beneficioso para tu salud y que, si un día, por el motivo que sea, no puedes alcanzar la meta de pasos diaria, ahora conoces la dosis mínima efectiva a la que apuntar ese día.

Camina en ayunas

Si recuerdas, al hablar de cómo funciona la hormesis en tu cuerpo, hice referencia al concepto de sinergia para explicarte cómo las intervenciones que inducen hormesis en nuestro cuerpo se potencian entre sí. Pues bien, si existe el «binomio hormético» perfecto, este es la suma de ejercicio y ayuno. Así que siempre que puedas sal a caminar o correr (si eres un avanzado) con el estómago vacío. La opción más fácil suele ser entrenar a primera hora, antes del desayuno, para aprovechar el ayuno de la noche.

Si moverte en ayunas te presenta algunas objeciones, te contaré algo para dejarlas atrás. Aunque parezca evidente, muchas veces olvidamos que la manera en que los humanos hacemos ejercicio no se estableció ni en los gimnasios ni en las pistas de atletismo. La estableció nuestra biología evolutiva. Nuestros antepasados cazadores-recolectores comían cuando podían y pasaban buena parte del tiempo buscando alimento; en las épocas en que este escaseaba, no era extraño pasar un día entero (o varios) sin probar bocado y moviéndose para encontrarlo.

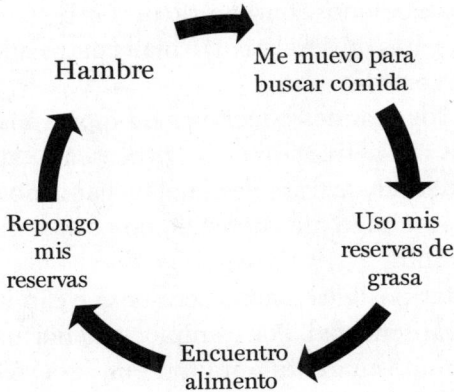

Fuente: Elaboración propia.

¿Cuándo crees que un cazador-recolector decidiría moverse? ¿Justo después de comer algo que ha cazado o recolectado? ¿O cuando el hambre apretara y no encontrara nada en los alrededores? Evidentemente, cuando existiera la necesidad de moverse. Lo que ocurre es que, cuando el cerebro se percata de que no existe comida en la inmediata proximidad, moviliza al cuerpo para procurarse alimento. Así fue y así estamos diseñados. Tu cerebro no puede sentir motivación para moverse si ya *llenaste tu barriga*. Si no tienes ninguna necesidad, dado que tu comida y tu supervivencia están aseguradas, moverse no tiene sentido. Por el contrario, en ayunas, el movimiento se inicia desde tu cerebro emocional (que te pide que vayas a buscar comida), y entonces se produce un neurotransmisor llamado dopamina que aumentará tu motivación y te hará más tolerante a la fatiga. El cuerpo entiende que tiene que reaccionar para conseguir sobrevivir.

Además, caminar en ayunas facilita enormemente que puedas usar la grasa que tienes acumulada en tu cuerpo como combustible: es lo que se conoce como «flexibilidad metabólica». Podemos conseguirlo preferiblemente de buena mañana, antes de desayunar, o bien cuatro horas después de la última comida.

Otro de los grandes beneficios de movernos en ayunas es el aumento de activación de los procesos de autofagia celular. Si recuerdas, se trata de aquel mecanismo de reciclaje celular que resulta lo más parecido que existe al elixir de la eterna juventud.

Para evitar posibles mareos, empieza a caminar en ayunas a menor intensidad. Por ejemplo, si lo normal para ti es caminar durante cuarenta minutos, empieza sólo con veinte o camina los cuarenta minutos, pero más tranquilamente. En otras ocasiones, disminuye la carga, ya sea en intensidad o duración. Ve subiendo poco a poco la intensidad hasta tu nivel normal, pero esta vez en ayunas. En ese momento, tu metabolismo habrá mejorado la capacidad de usar la grasa acumulada como su principal fuente de energía.

En lo referente a estómagos vacíos, otra recomendación importante que te puedo dar es que te muevas antes de llenarlo. Trata de generar la rutina de moverte antes del desayuno, de la comida y de la cena; esto te ayudará a mejorar la digestión y a reducir la inflamación de tu organismo enormemente, ya que el cuerpo está diseñado para ello. Un ligero paseo, unas sentadillas, unas flexiones, unos saltos o subir y bajar las escaleras es suficiente para activar el metabolismo antes de la comida.

√ Conclusión

Recuerda, no debes confundir la vida sedentaria con la falta de actividad física. El ejercicio físico, si bien es muy necesario, no compensa los efectos dañinos de la vida sedentaria, por lo que, además de practicar actividad física intensa al menos tres veces por semana y entrenar la fuerza al menos dos veces por semana, es obligatorio, si quieres mejorar tu salud, que te muevas más durante el día. Has nacido para moverte, así que honra a tu cuerpo y a tus genes dándoles vidilla. Para combatir el sedentarismo y mejorar tu salud, recuerda:

- Ten una vida más activa.
- *Sitting breaks* cada treinta o cuarenta y cinco minutos.
- Camina más y más rápido (mejor en la naturaleza).
- Muévete en ayunas.

Capítulo 10

Alimentación ancestral

Que el alimento sea tu medicina y la medicina, tu alimento.

HIPÓCRATES, filósofo

Dogmas y calorías

Cualquier proceso de mejora de la salud, tanto física como emocional, pasa por un cambio positivo en tu manera de alimentarte. Una alimentación óptima se asocia con una mayor esperanza de vida, niveles más altos de bienestar, una reducción drástica del riesgo de todas las enfermedades crónicas modernas y una mejora de la expresión de nuestros genes.

Lo que eliges llevarte a la boca tendrá, a la larga, profundas consecuencias en tu salud. Mientras que hay productos comestibles que te conducen a la enfermedad, los buenos alimentos te ofrecen fuertes cualidades medicinales y protectoras. En otras palabras, una buena vida no se concibe sin una buena alimentación.

Y aquí sale a relucir una de las preguntas del millón: ¿en qué consiste una buena alimentación? Es muy posible que esta pregunta, que seguramente ya te has planteado con anterioridad, te genere una gran confusión, y no es para menos. El nivel de desinformación que existe en torno a la nutrición es alarmante. El bombardeo de publicidad pagada por la industria alimentaria para vender sus productos se mezcla con las recomendaciones nutricionales obsoletas y basadas en una mala ciencia de los propios Gobiernos (muestra de ello son las meriendas de los hospitales a base de galletas y leche azucarada).

Aún recuerdo aquel triste anuncio de la tele en el que la Dirección General de Tráfico recomendaba consumir bebidas con cafeína y azúcar para reducir la fatiga al volante, todo ello mientras en la pantalla aparecían familias felices parando en gasolineras a comprar una determinada marca de refresco. Pongamos el nombre imaginario de Caca-Cola. En fin, poco más que añadir.

El mensaje que nos venden y quieren que compremos es que cualquier alimento vale mientras no nos pasemos de un determinado número de calorías diarias. La comida nos aporta calorías, el combustible necesario para que cada célula del cuerpo pueda realizar su trabajo. Es por ello que cada célula, órgano y sistema necesita calorías para funcionar. Pero la comida no debería verse simplemente como el medio para introducir en el cuerpo las calorías necesarias para vivir. La comida es mucho más que calorías: es energía, medicina y conexión.

Si somos tan reduccionistas, corremos el riesgo de simplificar demasiado, hasta el punto de creer que alimentarse bien se limita a comer el número de calorías necesarias (no pasarnos para no engordar y no quedarnos cortos para poder funcionar). Vernos como máquinas que sólo necesitan gasolina. De este modo, podemos pensar que, siempre que consumamos las calorías «necesarias», da igual alimentarnos a base de galletas y batidos (muy rentables para la industria alimentaria) que de pescado y verduras.

Pero como te decía anteriormente, la comida no es sólo calorías: es una fuente de información para el cuerpo. Los alimentos tienen la capacidad de activar o desactivar los genes que controlan tu salud. Así, si tu cuerpo no recibe la información correcta para funcionar, en forma de una alimentación saludable, tu salud se resentirá.

Si basas tu alimentación en comida procesada y llena de aditivos, privas a tu cuerpo de los nutrientes necesarios para una vida saludable. Y además inundas tu organismo con un exceso de calorías que generará la triste paradoja de sufrir sobrepeso y desnutrición.

Por el contrario, una comida nutritiva llena de alimentos de calidad le dará a tus genes la mejor información, te ayudará a sanar y revertir el camino hacia la enfermedad crónica que emprendiste debido a tu estilo de vida. Mejorar las elecciones en tu alimentación tiene un gran impacto positivo en tu salud. Por ello te pido que veas los alimentos como medicina, como una importante vía para apoyar tus objetivos de salud y mejorar tu relación con la comida.

Pero, incluso cuando decidimos saltarnos los convencionalismos establecidos y basar nuestras decisiones alimentarias en las opiniones de los «expertos», corremos el riesgo de añadir más incertidumbre a la ecuación. Y es que en pocos aspectos de la vida hay tanta polarización y existen tantos dogmas y extremismos como en el caso de la alimentación. Parece que, cuando llevas a un colectivo de personas hacia un *bando* o un extremo, es más fácil hacer calar tu mensaje. Cuando consigues que las personas sientan como suyos y universales unos principios que no existen en el marco de la biología, tienes mucho ganado si lo que pretendes es generar una legión de fieles a tus postulados.

En los últimos tiempos he escuchado a «expertos» defender como la dieta típica humana, y por tanto la mejor para la salud, extremos tales como la dieta vegana y la carnívora, pasando por la cetogénica. En muchos casos con un trasfondo ideológico que convierte lo que comemos en un modelo simplista, incuestionable y sectario. Recuerda que, como dice Marcos Vázquez, la nutrición es una ciencia, no una religión.

De nuevo, para encontrar una guía en este mar de dudas y desinformación, podemos buscar en la biología evolutiva la respuesta a la pregunta acerca de si hay una dieta que sea la mejor para la salud.

Justamente, esa pregunta es el título de un artículo de la revisión anual de salud pública de la Universidad de Yale. La respuesta de los autores no tiene desperdicio:

> Podemos decir, sin debate ni conflicto, que la dieta nativa de cualquier especie es claramente relevante para su selección de alimentos. Los parques zoológicos no alimentan a los animales a partir de ensayos clínicos controlados y aleatorizados, sino basándose en lo que come esa especie en su estado natural. Que el hombre sea la única especie para la que su dieta nativa sea irrelevante desafía la razón, y hay buenos motivos para examinar al menos la base de nuestra alimentación paleolítica. Hay observaciones sólidas en la literatura antropológica para seguir estos principios.

Personalmente, no me gusta el término *paleo* ni la expresión «alimentación paleolítica». Primero porque es un concepto muy *marketiniano* (de hecho, *Paleo* es una marca registrada por su creador, Loren Cordain), y segundo, porque conduce a demasiados dogmas, conceptos imprecisos y elementos de confusión.

La dieta paleolítica propone recuperar los hábitos de alimentación que otorgaron una salud privilegiada a nuestros ancestros. Por ello prefiero hablar de «alimentación o dieta ancestral».

La dieta ancestral

Como ya sabes, uno de los postulados principales de este libro es que todas las enfermedades crónicas modernas son, en gran medida, fruto del conflicto entre lo que esperan recibir nuestros genes y los estímulos que en realidad reciben. Esta incoherencia evolutiva, fruto del estilo de vida moderno, es lo que nos está matando hoy en día. Como dice Harari: «En la actualidad es más probable morir por exceso de McDonald's que por un atentado». Contra esta epidemia, la medicina más poderosa de la que disponemos es volver a una vida lo más más similar posible a la de nuestros ancestros o, en otras palabras, recuperar la alimentación de nuestros ancestros como pasaporte hacia un futuro mejor.

Como vemos, para entender cuál sería la mejor manera de alimentarnos, hemos de volver la vista atrás, hacia la vida de nuestros antepasados cazadores-recolectores. Durante casi la totalidad de nuestra historia hemos vivido como recolectores de alimentos. A nivel evolutivo, los doscientos años en los que llevamos comprando alimentos en las tiendas con el dinero ganado por nuestro trabajo, así como los diez mil años precedentes, durante los cuales la mayoría vivía de la agricultura y la ganadería, son un suspiro comparados con los cientos de miles de años durante los cuales nuestros antepasados cazaron y recolectaron.

Una dieta muy variada

En el pasado, la caza y la recolección proporcionaban todo lo que necesitábamos a nivel nutricional. Ésta ha sido nuestra manera de alimentarnos durante cientos de miles de años y, por tanto, es a la que nuestro cuerpo está mejor adaptado.

Según los datos que arrojan los estudios arqueológicos, la dieta de nuestros antepasados tenía un componente de plantas comestibles muy variado. Además de mucho pescado, moluscos y un poco de carne, parece ser que comían sobre todo vegetales. Si miramos más atrás (más de cien mil años), los datos sugieren que la diversidad de plantas de la dieta del *Homo sapiens* era tanta que llegó a contar con más de tres mil especies diferentes. Aparte de tubérculos, bulbos, frutas, frutos secos y diversas hierbas, también existía una relativa abundancia de algas y plantas acuáticas.

Los vegetales siempre han sido una parte importante de nuestra dieta. La caza era difícil y no garantizaba, por sí misma, la subsistencia. En cambio, los alimentos vegetales (tubérculos, frutos secos y semillas, por ejemplo) están disponibles en muchos sitios durante todo el año. Por tanto, la recolección era más predecible y menos arriesgada que la caza, así que la misma era clave en nuestra supervivencia. Durante la primavera y el verano, la dieta era mucho más verde, con predominio de frutas y otros vegetales. En invierno, al haber menos disponibilidad de plantas comestibles, ganaba peso la caza. En todas las sociedades ancestrales conocidas, cuando había posibilidad, se comían animales, desde venados hasta insectos. No es cierto que existieran poblaciones ancestrales veganas; con esto no pretendo posicionarme ni a favor ni en contra del veganismo, siempre que a la luz de la necesidad de nuestro organismo de ingerir determinados nutrientes prácticamente inexistentes en las plantas, como la vitamina B12, la coenzima Q10, la colina o las grasas omega 3 EPA y DHA, no tiene sentido defender que la dieta vegana sea la óptima para nuestra especie, ni mucho menos suponer que en el pasado, ante un contexto de carencia de alimentos, hubiera *Homo sapiens* que rehusaran comer animales. Otra cosa diferente es que en la dieta actual comemos, en general, demasiado y, en particular, demasiada carne. Cuando pensamos en los primeros humanos, tendemos a imaginárnoslos domeñando la naturaleza a su antojo, aunque nada más lejos de la realidad. La imagen de nuestros antepasados cazando grandes venados y mamuts corresponde más al terreno de la mitología que a la realidad. Los primeros humanos raramente practicaban la caza mayor y subsistían, además de gracias a la recolección de plantas, gracias a la captura de insectos, la caza menor y la carroña que dejaban atrás los grandes y poderosos carnívoros. De hecho, muchos investigadores creen que nuestro nicho alimentario original no provino de la caza, sino del hurto. Comenzamos rompiendo huesos para alimentarnos de su médula, rica en colágeno y grasa (el hueso era lo que solían dejar los grandes predadores después de darse su festín). De ahí que uno de los mejores y más nutritivos alimentos que puedes comer sea un caldo hecho a base de huesos (pollo, ternera, etcétera) y verduras variadas (puerro, cebolla, zanahoria...) cocinado a fuego lento (lo ideal, doce horas) para extraer todos los nutrientes del hueso. A diario, mis pacientes me preguntan por suplementos de colágeno para sus articulaciones doloridas, cuando no hay mejor colágeno que el de un caldito hecho poco a poco.

Por lo que hemos visto, podemos afirmar que el secreto del éxito de la supervivencia de los cazadores-recolectores, lo que los protegía contra la desnutrición, fue su dieta tan variada. Su menú, a menudo, era del todo diferente de un día para otro. Podían comer frutos secos, higos y setas en el desayuno; frutas del bosque, caracoles y ranas en el almuerzo, y carne de conejo con cebollas silvestres y tubérculos al fuego para la cena, y al día siguiente, otros alimentos totalmente distintos. Esta variedad les aseguraba una ingesta adecuada de todos los nutrientes necesarios.

Los beneficios de comer tan variado, más allá de los nutrientes

Como ya dijimos, una alimentación variada se abastece de una amplia gama de nutrientes; cuantas más plantas diferentes, menos riesgo de déficit de algún nutriente. Además, este hecho hace que también, en épocas de escasez, podamos recurrir a distintas fuentes alimentarias. Pero hay otros beneficios de una dieta muy variada que debemos explorar.

Y es que, como ya sabes, la comida es mucho más que calorías, proteínas, hidratos de carbono y grasas. La comida es medicina; una buena alimentación es sanadora y restauradora, y gran parte del poder curativo de la comida se encuentra en los fitonutrientes, unas sustancias bioactivas de los alimentos de origen vegetal que se comunican con las células del cuerpo y cambian su funcionamiento al aportar beneficios antiinflamatorios, desintoxicantes, antioxidantes y equilibradores de nuestras hormonas. Estos fitonutrientes, también llamados fitoquímicos, de los que existen más de veinticinco mil, se hallan en el color de las frutas y las verduras: cada color representa una familia de compuestos curativos. La acción de los fitoquímicos en el organismo es un claro ejemplo de hormesis, ya que estos compuestos, muchos de ellos con un sabor amargo, son un mecanismo de protección de las plantas en respuesta al estrés ambiental. Cuando los ingerimos en pequeñas cantidades, se comportan como agentes levemente tóxicos con un efecto hormético en nuestro organismo. En otras palabras, nos aprovechamos de la hormesis de las plantas para inducir hormesis en nuestro organismo. Entre los fitoquímicos más conocidos y estudiados con efectos horméticos, están la curcumina de la cúrcuma, los estilbenos (resveratrol) de los frutos del bosque y la uva morada, las catequinas del té y del chocolate negro, el sulforafano de las verduras crucíferas (familia de las coles), la alicina de la familia *Allium* (ajos, cebollas, etcétera), los fitoquímicos del café y los polifenoles del aceite de oliva virgen extra. Según los estudios de Tim Spector y Miguel Mateas, comer cincuenta alimentos diferentes de origen vegetal a la semana tiene un potente efecto protector de nuestra salud. Aquí incluiríamos verduras, frutas, hortalizas, frutos secos, hierbas y especias, todos cuentan.

El otro gran beneficio de una dieta variada en plantas tiene que ver con la microbiota intestinal, ese universo de microorganismos que conviven con nosotros y que tienen una importancia capital en el curso de nuestra salud. Tanto los fitoquímicos como la fibra actúan como prebióticos o, lo que es lo mismo, como alimento de las bacterias simbióticas (beneficiosas para nuestra salud), por lo que, a mayor diversidad de plantas en la dieta, mayor riqueza de la microbiota. Una muestra de ello son las poblaciones con mayor diversidad de bacterias del planeta, los hadzabes en África y los yanomamis en América del Sur, que a su vez cuentan con las dietas más variadas. Y a mayor diversidad de este tipo de bacterias, mejor salud de su huésped; por ejemplo, las poblaciones con alta heterogeneidad microbiana presentan una prevalencia muy baja de trastornos neurodegenerativos y cardiovasculares.

Una cuestión muy interesante es que el vínculo que se establece entre los fitoquímicos y las bacterias simbióticas es bidireccional. No sólo los fitoquímicos mejoran las bacterias; las bacterias, al fermentar las plantas, activan los fitoquímicos aumentando sustancialmente sus propiedades medicinales. De aquí otra de las ventajas de una microbiota intestinal saludable, la de potenciar el beneficio de los fitoquímicos en nuestro organismo. Según los estudios, entre los activadores más potentes de fitoquímicos se cuentan bacterias probióticas como *Lactobacillus plantarum*, *Lactobacillus brevis* y *Lactobacillus collinoides*. Estas cepas se desarrollan en los alimentos fermentados, de ahí la gran importancia de incluirlos en nuestro día a día.

Alimentos fermentados

Entre los productos fermentados que debemos añadir a nuestra alimentación diaria están el chucrut, el vinagre de manzana, las aceitunas machacadas, el *miso*, el *kimchi*, el *tempeh* y la *kombucha*. Yo soy especialmente fan de esta última; la *kombucha* es, en esencia, té verde fermentado, por lo que tiene lo bueno del té (una gran cantidad de fitoquímicos) más todas las bacterias beneficiosas propias de la fermentación. En este sentido, los fermentados lácteos como el yogur y el kéfir también nos aportan beneficios. Prioriza los de leche de cabra y oveja, ya que su composición es más parecida a la leche humana (menos caseína y menos lactosa), por lo que, en general, es más sana y fácil de digerir. Los lácteos de vaca son ricos en una proteína llamada caseína que puede inflamar nuestro organismo, alterar el equilibrio de la flora intestinal y empeorar las enfermedades autoinmunes. Sin embargo, la caseína de la leche de oveja y de cabra no presenta estos efectos adversos. Así que cambia los lácteos de vaca por lácteos de cabra fermentados, como yogur o quesos de leche cruda de cabra (también nos sirven los de oveja). El proceso de fermentación destruye gran parte de la lactosa y vuelve estos productos más fácilmente digeribles que la leche. Además, los probióticos de los productos fermentados (yogur o kéfir) tienen un efecto positivo en nuestra salud. El yogur natural es el lácteo más saludable, y proporciona proteínas adicionales. Siempre se debe escoger un yogur de calidad y sin azúcar. Cuidado con los yogures (y lácteos procesados en general). Revisa los ingredientes para asegurarte de que realmente son yogures, es decir: leche y bacterias beneficiosas (sobre todo *Lactobacillus* y *Bifidobacterias*). Si un yogur tiene muchos ingredientes, no lo compres, ya que muchos están cargados de azúcar adicional, edulcorantes y sabores artificiales. Lee sus etiquetas con cuidado.

Actual falta de variedad

La gran variedad de las dietas ancestrales contrasta con la tremenda monotonía nutricional de la dieta moderna. La triste realidad es que hemos dado al traste con la manera de comer a la antigua usanza. En las últimas dos o tres generaciones estamos comiendo principalmente alimentos muy procesados y la variedad en nuestra nutrición brilla por su ausencia. Estos dos cambios justifican por sí solos, en gran parte, el aumento de las enfermedades crónicas actuales.

Según los datos de la Organización de las Naciones Unidas para la Alimentación y la Agricultura (FAO), la alimentación de la población mundial depende de tres megavegetales que representan el 50 por ciento de la agricultura mundial: arroz, trigo y maíz. En el caso más favorable, el hombre occidental come veinte diferentes clases de plantas; esto es solamente el 5 por ciento de las cien o más variedades que consumíamos en el pasado.

De la pequeña variedad de plantas que comemos hoy en día, además consumimos muy poca cantidad. Según los estudios, una gran parte de la población europea ingiere cantidades insuficientes de fibras, vitaminas, minerales y fitonutrientes. En resumen: en la actualidad tendemos a comer una dieta muy limitada y desequilibrada, ya que la mayoría de las calorías que ingerimos provienen de pocas fuentes, sobre todo el trigo, el maíz y el arroz, que a su vez carecen de algunas de las vitaminas, los minerales y los principios activos que necesitamos.

No existe una única dieta ancestral

Por desgracia, no podemos viajar en el tiempo para sentarnos junto al fuego de nuestros antepasados cazadores-recolectores. Así podríamos conocer de primera mano qué comían. No obstante, la información que nos dan los fragmentos de cerámica y útiles de cocina antiguos, junto con los dientes y huesos fosilizados de nuestros antepasados, todo ello combinado con los estudios sobre los patrones de alimentación de las sociedades cazadoras-recolectoras contemporáneas, nos deja bastante claras las líneas generales de lo que supuso la alimentación ancestral. La primera conclusión a la que llegamos después del estudio antropológico de nuestra alimentación es que no es posible hablar de una única dieta ancestral. La dieta de nuestros ancestros era tremendamente variada. Dependiendo de la estación, la climatología y la zona geográfica donde estuviera asentada la tribu, la dieta cambiaba en función de los alimentos que tuviera a su alcance. Desde la dieta de los inuits, a base de carne de mamíferos marinos como morsas, focas y ballenas, además de aves (incluidos sus huevos) y peces, hasta la de los hadzas o kungs, con mucha mayor variedad de plantas y animales terrestres. Llegados a este punto, quizá pienses que me contradigo, puesto que los inuits gozaban de una salud privilegiada sin comer apenas vegetales. La respuesta a esta, *a priori*, incongruencia, es sencilla: obtenían todos esos principios activos directamente de los animales. Es muy fácil, y si eres de esas personas que detestan la verdura, puede que sea una opción para ti: sólo debes beber sangre y comer vísceras crudas. En la sangre circulan todos los fitonutrientes que los animales han ingerido, y esta, junto a las vísceras, era todo un manjar para los esquimales. Y no es para menos, porque sin duda son las partes con mayor riqueza nutricional de los animales. Para que te hagas una idea, en la cultura esquimal la carne era la comida de sus perros de tiro.

Aunque me temo que la dieta inuit no te va a resultar muy apetecible, tengo que decirte que sí hay al menos un tesoro inuit (que nuestras abuelas ya conocían) que deberías incluir en la dieta, y no es otra cosa que el hígado de bacalao, el multivitamínico de la naturaleza. Es el alimento con más aporte de vitaminas A y D, además de ser muy rico en grasas omega 3 (EPA y DHA), selenio, colina, biotina, folato, vitaminas B12 y B6, entre otros elementos. Todos ellos, nutrientes que escasean en la dieta occidental. Puedes tomar el hígado de bacalao en forma de perlas de aceite, si bien te recomiendo que lo comas al estilo ancestral o, lo que es lo mismo, ahumado. Este último, conocido como el «el *foie* del mar», puedes comprarlo enlatado a muy buen precio en la mayoría de las tiendas de alimentación. Estas latas sólo contienen hígado de bacalao, aceite de hígado de bacalao y sal, por lo que es una auténtica joya nutricional lista para consumir. Puedes untarlo como paté, darle un golpe de calor o ponerlo en una ensalada, con cebolla está de muerte... En definitiva, como yo no soy Karlos Arguiñano, seguro que puedes encontrar mejores recetas que las mías.

Antes de terminar con nuestros amigos esquimales, hay otro de sus secretos que me gustaría compartir contigo. Si bien es cierto que comían pocos vegetales terrestres debido al clima, no podemos pasar por alto la flora marina, las algas. Nos ofrecen de manera concentrada todos los micronutrientes del mar, en especial el yodo (ojo, si tienes problemas de tiroides, consulta con tu profesional sanitario si puedes consumirlas), y además son especialmente ricas en unos compuestos bioactivos conocidos como «fucoxantinas», que, según los estudios, protegen la salud por múltiples vías (entre ellas, una menor inflamación). Las más conocidas son el espagueti de mar, el *hijiki*, el *kelpo* (o *kombu*), el *wakame* (muy interesante en el manejo de la hipertensión arterial) y la *nori*; esta última aporta mucho menos yodo que las anteriores. No es necesario comer grandes cantidades de algas a diario para aprovechar sus beneficios; es suficiente con tomarlas de vez en cuando en una ensalada, en sopa o como aderezo. Se pueden comprar tanto frescas como deshidratadas.

La cosa no va del tipo de macronutrientes

Dentro de los foros de nutrición evolutiva o ancestral, suelen abundar las discusiones sobre el predominio de uno u otro macronutriente (grasas, proteínas e hidratos de carbono) en la dieta genuina del *Homo sapiens*. Pero, como seguro que ya habrás deducido, esto no tiene ningún sentido, ya que, según el ecosistema donde se asentaran nuestros ancestros, abundarían un tipo u otro de macronutrientes.

El ejemplo de ello lo tenemos en las poblaciones de cazadores-recolectores modernos. La distribución de los «macros» de su dieta oscila entre las dietas muy ricas en grasa y proteína de las poblaciones del Ártico o achés hasta dietas más ricas en carbohidratos, como la de los habitantes de la isla de Kitava. Y todas son saludables porque lo son los alimentos que las componen. No importa el tipo de macronutriente, lo fundamental es su calidad. Puedes llevar una dieta estilo cetogénica en la que predominen las verduras junto con grasas y proteínas saludables, como las del aceite de oliva, aguacate, frutos secos, pescado azul, carne de pasto, huevos... y será perfectamente saludable. O puedes incluir hidratos de carbono de calidad como la fruta, las legumbres, el boniato o la yuca... y también será una dieta sana. Lo único que debes tener en cuenta es que, si no te mueves lo suficiente e ingresas más calorías de las que consumes, el exceso tanto de hidratos como de grasas será problemático para tu salud aunque provenga de fuentes saludables.

Lo que no comían nuestros ancestros

En esencia, nuestros antepasados comían todo lo que tenían a su alcance. Pero, como no vivían en la abundancia y todos los alimentos de los que disponían eran naturales y saludables, su dieta era óptima. Lo que está claro es que no desayunaban galletas, ni comían lasaña precocinada, ni bebían refrescos, ni tomaban patatas fritas en los aperitivos ni un helado de postre. Lo realmente importante es lo que no comían. Como explica Nassim Taleb en su ya mencionado libro *Antifrágil*, primero hay que optar por la vía negativa; en otras palabras: es más importante eliminar lo malo que añadir lo bueno. Y en este caso, lo malo son los ultraprocesados. Para ello, propone suprimir el consumo de productos ultraprocesados, cargados de azúcares añadidos, harinas refinadas, aceites industriales y aditivos, y en segundo lugar, priorizar las frutas y verduras en la base; pescados, carnes y huevos en el siguiente nivel; aceite de oliva, frutos secos y lácteos de calidad en el penúltimo y, finalmente, cereales integrales y legumbres. El término *ultraprocesado*, acuñado por el nutricionista brasileño Carlos Monteiro, hace referencia a un grupo de productos industriales comestibles que empeoran la salud por la pésima calidad de los ingredientes que los componen. Se trata de una formulación industrial elaborada:

- A partir de ingredientes procesados previamente.
- Refinados (azúcar, almidón, aceites vegetales, sal).
- Sintetizados (grasas trans, aditivos, etcétera).
- Añadidos (colores, emulsionantes y productos de gran sabor).
- Sin ingredientes frescos o reconocibles en su presentación final.

Suelen tener cinco o más ingredientes y, entre ellos, se encuentran las harinas refinadas, los aceites vegetales refinados, los azúcares añadidos, los aditivos y la sal. El procesamiento industrial de estos productos los hace más duraderos, listos para consumir, adictivos y altamente rentables para sus fabricantes. Son ricos en almidón, azúcar, aceites vegetales industriales, grasas trans, grasas saturadas, sal y aditivos industriales, y tienen una alta densidad calórica. Y son pobres en proteínas, fibras, grasas omega 3, vitaminas, minerales y fitoquímicos.

Estos productos están diseñados por ingenieros alimentarios, no por nutricionistas, y su principal objetivo es atrapar a nuestros cerebros de cazadores-recolectores en una vorágine consumista en la que no podamos dejar de comer (mientras ellos no dejan de ganar dinero). Por ello, mi recomendación de consumo de ultraprocesados es muy simple: cuantos menos, mejor.

Para que te hagas una idea de la magnitud del problema, según los datos, el 80 por ciento de los alimentos envasados que se venden en los supermercados son ultraprocesados. Este grupo de productos comestibles insanos representan el 20,3 por ciento de los alimentos que los españoles consumen a diario. Los verdaderos alimentos no tienen ingredientes, son ingredientes en sí. Pero, si te fijas en los carros de comida que la gente llena en el supermercado, van atestados de refrescos, bebidas energéticas, pizzas, pan blanco, zumos envasados, patatas fritas, galletas, bollería, cereales azucarados, barritas, dulces, helados, platos precocinados, carnes procesadas, lácteos azucarados, salsas y productos *light* o, lo que es lo mismo, ultraprocesados.

Adictos a los ultraprocesados

¿Nunca te has parado a pensar por qué no puedes dejar de comer alimentos dulces y grasientos con un exceso de calorías, aunque sepas que no le estás haciendo ningún favor a tu cuerpo? El motivo puede parecerte un auténtico misterio hasta que comprendas la manera de alimentarse de nuestros ancestros cazadores-recolectores. Los únicos dulces para nuestros antepasados eran la fruta madura y la miel. Si un cazador-recolector daba con una higuera cargada de higos, lo mejor que podía hacer era comer allí mismo tantos como pudiera, puesto que no sabía cuándo tendría posibilidad de volver a ingerir calorías. El instinto de hartarnos de comida de alto contenido calórico está profundamente arraigado en nuestros genes, y la industria alimentaria lo sabe. En la actualidad, a pesar de que los frigoríficos están, por fortuna, atestados de comida (otro asunto es la calidad de esa comida), para nuestro cerebro aún estamos en la adversa sabana. Esto es lo que hace que, una vez que abrimos una bolsa de patatas fritas o la tapa del helado, no podamos parar de comer.

Peligros del consumo de ultraprocesados

El consumo de ultraprocesados pone en peligro nuestra salud porque:

- Aportan nutrientes de riesgo.
- Desplazan los alimentos nutritivos de la dieta.
- El procesamiento industrial genera estructuras físicas y composiciones químicas peligrosas para la salud.

La ciencia nos muestra que el consumo de ultraprocesados entraña otros muchos riesgos para la salud, entre otros: inflamación; aumento de alergias y respuestas autoinmunes; incremento de factores de riesgo cardiovascular y síndrome metabólico (por ejemplo, dislipemia, hipertensión u obesidad); mayor mortalidad por todas las causas; mayor riesgo de cáncer e incidencia de depresión.

Ante esto, sólo nos queda ser responsables. La industria alimentaria no va a parar de tentarnos con productos deliciosos pero insanos, pero la decisión de comerlos es nuestra. Una vez más, el conocimiento es poder y, ahora que sabes los peligros que reportan estos productos, la decisión de comerlos o no depende de ti. Al igual que la solución a la falta de motivación para hacer ejercicio es entrenar sin motivación, la solución a dejar de comer comida basura es cerrar la boca aunque nos guste su sabor. Somos adultos, debemos dejar de tomar decisiones por impulsos y pensar qué es lo que realmente nos acerca a la mejor versión de nosotros mismos.

¿Qué es la regla del 10 por ciento?

Dicho todo lo anterior, también soy muy consciente de que utilizamos la comida como una forma de conexión, de interacción social desde siempre. Generalmente compartimos la comida con nuestra comunidad, la usamos en las celebraciones, las ceremonias, y para honrar y disfrutar tradiciones. Es por ello por lo que no debes dejar de disfrutar de una comida entre amigos por miedo a estropear tu alimentación.

Así que te voy a plantear esta sencilla regla, como una forma inteligente de disfrutar de los ultraprocesados sin que afecte a nuestra salud (por supuesto, ante una patología, consulta a tu profesional de la salud sobre la conveniencia de lo que aquí te propongo). Imagina que tu alimentación fueran diez comidas a la semana. Pues una de ellas sería con alimentos ultraprocesados. Las nueve restantes, es decir, el 90 por ciento, las componen la comida real y los buenos procesados. Ese 10 por ciento de ultraprocesados en tu alimentación no empeora tu salud, ni tu peso ni nada de nada: es la cantidad que la evidencia científica observa como segura. Para un cálculo práctico de nuestro 10 por ciento, en la vida real debemos añadirlo de forma mensual, no diaria o semanal, puesto que, si comemos semanal o diariamente ultraprocesados, estos sí tendrían efectos perjudiciales. Algo mensual es ocasional, fuera del hábito, de la norma. Por ejemplo, tres comidas al mes con ultraprocesados. Si en lugar de tres comidas completas (no días completos), estamos hablando de un pequeño *snack* o postre (como un helado pequeño o un paquete de patatas fritas), puedes aumentar esta cantidad a entre cuatro y seis veces al mes.

Si todavía estás en transición hacia una mejor alimentación y es demasiado difícil para ti, puedes ajustarlo al 20 por ciento e ir mejorando progresivamente. Al final, una vez instaurado el hábito, no tienes que calcular nada: de forma intuitiva ya sabes cuántos ultraprocesados comes al mes.

Cómo ha variado nuestra alimentación en la historia evolutiva:

Etapas	Cazadores-recolectores	Agricultores y ganaderos	Trabajadores urbanos
Cómo consiguen los alimentos	De la caza, pesca y recolección	Producen su propia comida	Compran la comida
Años comiendo dichos alimentos	1-2 millones de años	8.000-10.000 años	100-200 años
% aproximado de nuestra existencia	99,9 por ciento	0,9999 por ciento	0,0001 por ciento
Alimentos	Huevos, carne, vísceras, huesos, pescado, mariscos, crustáceos, anfibios, reptiles, insectos, plantas, frutas, verduras, raíces, tubérculos, frutos secos, semillas	Cereales, lácteos	Ultraprocesados: azúcar, jarabe de maíz, jarabe de glucosa, dextrosa, sucrosa, harinas refinadas, grasas industriales, aditivos, saborizantes, endulzantes
Nivel de adaptación	Alto	Bajo con matices	Nulo
Cantidad de fitoquímicos	Alta	Media	Muy baja

Reglas de una alimentación saludable

> Cuando la dieta no es correcta, la medicina no sirve. Cuando la dieta es correcta, la medicina no es necesaria.
>
> Proverbio ayurveda

Soy consciente de que me dejo varios melones por abrir. No hemos hablado apenas de lácteos, de cereales ni de legumbres. Pero, en primer lugar, mi objetivo no es escribir un libro de nutrición y, en segundo lugar, no quiero que un exceso de información te distraiga de un mensaje muy potente que puede mejorar tu salud de manera radical y que se sustenta en dos reglas de oro. La primera regla de oro para una alimentación saludable es la siguiente: come alimentos naturales y evita los productos industriales; en otras palabras: más comida real y menos ultraprocesados. La segunda regla es esta: aumenta tanto como puedas el consumo de fitonutrientes, para así maximizar las respuestas horméticas en tu organismo. Cuantos más fitonutrientes y más variados, más hormesis y, por tanto, mayor antifragilidad del nuestro organismo. La vía para conseguir esto último es la de aumentar la diversidad y la cantidad de plantas en nuestra dieta.

Cómete el arcoíris

Hay más de veinticinco mil fitonutrientes diferentes en la naturaleza. Como ya hemos visto, estos se encuentran en los colores de frutas, verduras, frutos secos, semillas, hierbas aromáticas y especias. Cada color representa una familia diferente de compuestos curativos. Además, como trabajan en sinergia, potencian y complementan sus beneficios entre ellos. De ahí la recomendación de comer a diario verduras y fruta de cada uno de los grupos de colores: rojo, naranja-amarillo, verde, azul-morado y blanco. Esto puede parecer mucho, pero no es tan difícil de lograr. Una ensalada con zanahoria, lombarda, tomate maduro, lechuga romana, cebolla o ajo cubre los cinco grupos de colores de una sola vez. Recuerda añadirle aceite de oliva virgen y especias y así aumentarás la cantidad de fitonutrientes. Si comemos siempre lo mismo, nos perdemos un universo de importantes fitonutrientes. En este sentido, tu meta es comer cincuenta plantas distintas por semana, frutas y verduras, pero no olvides las especias y las infusiones. Utilizar muchas hierbas y especias variadas amplía enormemente el espectro de fitonutrientes. Para potenciar tu salud, deberías consumir cada día al menos dos raciones de verduras (unos cuatrocientos gramos) y entre una y tres piezas de fruta (entre cien y trescientos gramos), incluyendo vegetales coloridos en cada una de tus comidas. Diversos estudios han demostrado que una alimentación basada en una gran variedad de vegetales protege contra la obesidad y las enfermedades cardiovasculares y, por consiguiente, reduce la mortalidad por todas las causas. La fruta fresca y de temporada es una manera fácil y deliciosa de consumir una gran variedad de fitonutrientes, antioxidantes, vitaminas, minerales y fibra soluble. Sin duda, las frutas con mayor contenido en fitoquímicos son las frutas del bosque, como arándanos, frambuesas, grosellas, etcétera. Si te es difícil encontrarlas frescas o tienen un precio muy elevado, puedes comprarlas congeladas, ya que el contenido en fitoquímicos no se verá alterado. Añadidas al kéfir de cabra son una delicia.

Otra fruta muy interesante por su contenido en fitoquímicos es la granada. En una granada hay más química antiinflamatoria que en casi ningún otro alimento. En ella conviven una gran cantidad de polifenoles, flavonoides, taninos, vitaminas y minerales, que le confieren multitud de propiedades beneficiosas contra todo tipo de infecciones, hipertensión, colesterol y triglicéridos elevados e incluso contra distintos tipos de cáncer. Por cierto, puedes aprovechar y congelarlas peladas cuando vaya acabando la temporada para tomarlas durante más tiempo. En cuanto a las verduras, puedes comerlas crudas en ensalada, pero también te recomiendo que, en la medida de tus posibilidades, comas muchas cremas o purés de muchas verduras variadas (imaginación al poder). Así conseguirás generar un cóctel de sustancias con efectos positivos para el organismo. Además, las personas con problemas digestivos (estreñimiento, gases, hinchazón...) a menudo se benefician más de los alimentos cocinados. No te preocupes por los fitonutrientes: si cocinas a fuego lento y con aceite de oliva, lejos de perder fitoquímicos al cocinarlas, harás que estos sean más absorbibles por nuestro cuerpo.

Dentro de las familias de vegetales que deberías priorizar en tu dieta, estarían:

- La familia *Allium*, compuesta principalmente por la cebolla, el puerro, el ajo, la cebolleta y el cebollino. Estos bulbos son muy ricos en unos fitoquímicos conocidos como alilsulfuros; la alicina es su principal principio activo y es responsable de su particular olor. Estos fitoquímicos sólo son accesibles al cortar o machacar el ajo, la cebolla, el puerro, etcétera. De ahí la importancia de no cocinarlos enteros.

- La familia *Brassica*, es decir, de las coles, como brócoli, coliflor, repollo, lombarda, coles de Bruselas... Son muy ricas en nutrientes conocidos por su actividad hormética, como el sulforafano.

- El otro gran grupo de vegetales que debemos priorizar en la alimentación son las verduras de hojas verdes y oscuras, como la col rizada, las acelgas, las espinacas o la alcachofa. Son muy ricas en fibra y aportan una gran cantidad de magnesio y clorofila a nuestra dieta.

- El *kale* o col rizada tiene lo bueno de las *Brassica* y de las hojas verdes, lo que lo convierte, tal vez, en el vegetal con mayor densidad nutricional, cuyos nutrientes son muy sinérgicos con los del huevo. Además, el *kale* acepta muy bien el calor, por lo que, revuelto con huevos y aceite de oliva virgen extra no sólo no pierde principios activos, sino que los maximiza. Y si le añades abundante cúrcuma con algo de pimienta y comino... sencillamente, un manjar medicinal.

Cúrcuma: la reina de las especias

La cúrcuma, el principal componente del curry indio, es para muchos la planta más poderosa del planeta para mejorar la salud, y quizá no les falte razón. Los beneficios de la cúrcuma son muy variados, gracias a unos principios activos presentes en su raíz, conocidos como curcuminoides, de los cuales la curcumina es el más bioactivo. Puesto que los principios activos presentes en la cúrcuma son liposolubles (se disuelven en grasa), añadir cúrcuma en nuestras recetas ayudará a asimilar dichos principios tan beneficiosos para nuestro cuerpo, pero tan difíciles de absorber.

Revueltos de verduras

Como ves, una manera deliciosa de aumentar el consumo de vegetales en nuestra dieta es hacer revueltos de huevos y verduras. El huevo debe ser un básico en tu dieta. Es uno de los alimentos más nutritivos que existen, aporta grasas y proteínas de calidad, así como múltiples vitaminas, minerales y antioxidantes.

Los huevos reducen el nivel de inflamación del organismo. Los estudios muestran que incorporar a nuestra dieta huevos ayuda a prevenir una serie de enfermedades, a mantener sano nuestro corazón y a que el cerebro, el hígado, nuestra vista y nuestra piel funcionen de una manera óptima. Es por ello por lo que los deberías incluir a diario en tu dieta y quédate tranquilo: los estudios concluyen que consumir entre uno y tres huevos al día es saludable para la mayoría de la población.

Debes saber que, si comes huevos de gallinas que tengan una buena calidad de vida, no sólo estarás favoreciendo el bienestar animal; los estudios nos dicen que los huevos ecológicos o camperos (códigos 0 y 1) son mucho más nutritivos que los convencionales. Pero siempre será mejor consumir un huevo convencional que no comer huevos.

Pero los huevos no casan sólo con las verduras; también con las setas, que justo son otro de los grupos de alimentos que tenemos que priorizar en nuestra dieta. Las setas tienen muchas propiedades terapéuticas; una de las más importantes es reforzar el sistema inmunitario gracias a unos compuestos llamados beta-glucanos, que son unos potentes activadores horméticos.

Así que ya sabes: setas de cardo, boletus, níscalos, amanitas o champiñones son algunas de las especies de setas comestibles que podemos encontrar en nuestros bosques (nuestro verdadero hogar). Por cierto, las setas no pierden sus propiedades al cocinarlas.

Las bondades del sofrito

Una de las pocas cosas en común que tienen casi todos los países mediterráneos en cuanto a dieta es el sofrito (aunque se tiende a hablar de la dieta mediterránea como algo único y fijo). El sofrito es medicina, es alquimia pura. Cuando cocinamos a fuego lento tomate, cebolla y ajo en aceite de oliva, todos los fitoquímicos de estos alimentos (licopeno, quercetina, alicina, indoles, polifenoles, etcétera) se activan y se potencian entre sí y generan una pócima sanadora.

Una manera de aumentar sus efectos beneficiosos es añadir a la receta hierbas aromáticas como la albahaca, el tomillo, el romero o el orégano.

Multitud de estudios científicos ponen de manifiesto los efectos beneficiosos del consumo de sofrito a nivel de inflamación, salud cardiovascular y metabólica e incluso protección contra distintos tipos de cáncer.

Así que, si quieres cuidar de ti, ¡come sofrito un par de veces a la semana! Añádelo a guisos, sopas, arroces, pastas, carne, pescado, tofu, soja texturizada o incluso encima de una rebanada de pan (no se me ocurre mejor tostada).

Los licuados verdes

Un inconveniente con el que me encuentro a menudo entre mis pacientes es que me cuentan que les cuesta comer tantas verduras al día. En este sentido, las cremas y purés de verduras son de gran ayuda, al igual que los licuados o *smoothies* verdes (mantenemos la fibra en el licuado), en los que la mayoría de ingredientes son vegetales y a los que se añade una pieza de fruta, preferiblemente con poco contenido de azúcar, como el pomelo, el limón o la sandía. También nos valdría la manzana. Estos licuados tienen el beneficio adicional de hacer que los vegetales sean más fáciles de digerir y de absorber. Es importante que seas generoso con la parte verde de estos zumos.

Dos opciones muy populares para los zumos verdes son la zanahoria y la remolacha. El consumo de zumo de zanahoria se ha relacionado con la mejora de la salud ocular, la disminución del riesgo de enfermedades cardíacas y accidentes cerebrovasculares, una mejora de la salud de la piel, la curación de heridas y las funciones cerebral y cognitiva. Pero, sin ninguna duda, la estrella de los zumos verdes es la remolacha. Esta es muy rica en fitoquímicos, en particular los pigmentos de betalaína, a los que debe su color. Muestran un potente efecto hormético en nuestro organismo, que les confieren propiedades antioxidantes, antiinflamatorias, de mejora del rendimiento deportivo, así como de la salud cardiovascular y cognitiva.

El jengibre es el amigo perfecto de nuestros zumos verdes. Una forma de alegrar un zumo verde y una gran cantidad de beneficios para la salud es mediante la adición de un poco de jengibre. La medicina ayurveda utilizaba la raíz de jengibre para tratar las infecciones, como apoyo digestivo para prevenir la indigestión y las náuseas, como analgésico y antiinflamatorio, tónico mental y para mejorar la circulación y la salud cardiovascular. Todas sus indicaciones ancestrales han sido validadas hoy en día por la ciencia.

Dicho todo lo anterior, aquí te dejo dos ideas de zumos verdes que incluyen una generosa ración de jengibre, pero imaginación al poder, tú eres libre de adaptarlos según tus gustos:

- Remolacha, hojas de col, espinaca o *kale* (o ambas), manzana, zumo de limón, agua y jengibre.
- Zanahoria, hojas de col, espinaca o *kale* (o ambas), manzana, hojas de menta, zumo de limón, agua y jengibre.

Blancos, negros y grises

Creo que, en general, los blancos en la alimentación los tenemos bastante claros. Alimentos presentes en la naturaleza, sin procesar o mínimamente procesados como verduras, hortalizas, frutas, setas, tubérculos, legumbres, frutos secos, especias, hierbas aromáticas, carne, huevos y productos del mar. Lo mismo ocurre con los negros, que serían los ultraprocesados. Donde más confusiones solemos tener es en el terreno de los grises y es aquí donde me gustaría dejarte algunas observaciones acerca de los cereales.

Si bien los cereales han estado presentes en la alimentación de los seres humanos desde el albor de nuestra especie, nunca fueron la base de nuestra dieta ya que su recolección era difícil. No fue hasta la invención de la agricultura, cuando los granos ocuparon la base de nuestra pirámide alimenticia. Gracias a los cereales pudimos abastecer de calorías a una población de *Homo Sapiens* en constante aumento, algo importante para no morir de hambre, pero su escaso aporte de vitaminas, minerales y fitoquímicos hizo que los primeros agricultores estuviesen peor nutridos que los cazadores-recolectores.

No hay nada que podamos encontrar en los cereales que no esté presente en la fruta y la verdura. Sin embargo, estos carecen de buena parte de las vitaminas, minerales y fitoquímicos presentes en el resto de plantas. En lo único que destacan los cereales es en ser una fuente fácil de calorías, algo que precisamente nos sobra en la alimentación moderna.

Es por ello que un alto consumo de cereales, además de hacerte consumir demasiadas calorías, desplazará de la dieta a otros alimentos con mayor densidad nutricional. En otras palabras, si ocupas tu desayuno, comida y cena con pan, bollería, pasta, arroz... No habrá el suficiente espacio para los blancos de la alimentación.

A mis pacientes suelo recomendarles que si desean comer arroz o pasta mejor que sea con una gran abundancia de verduras en el plato , en otras palabras que coman verduras con un poco de pasta o arroz.

Entre los cereales el más problemático es, sin duda, el más común, el trigo moderno. Por diversos motivos (lectinas, fitatos, gluten, prolaminas, etc.). Contribuye a la inflamación de nuestro organismo y al desarrollo de enfermedades autoinmunes. Es por ello que te aconsejo dejar el trigo para un consumo ocasional, idealmente en forma de pan de harina integral, de masa madre y de larga fermentación. De entre todos los cereales, el trigo sarraceno, aunque en realidad es un pseudocereal, es la mejor opción. Su fibra es muy beneficiosa para nuestra microbiota, no contiene gluten ni otros antinutrientes, además aporta fitoquímicos interesantes. Por cierto, el pan de trigo sarraceno es delicioso y muy saludable, y puedes hacerlo en casa (dejándolo fermentar 24 horas).

√ Conclusión

Si basas tu dieta en alimentos, y no en productos, y le añades color y variedad, convertirás tu nevera en la farmacia más poderosa. Por cierto, si te das cuenta, el sabor que se lleva la palma generando hormesis en nuestro organismo es el amargo. Casi todas las plantas horméticas tienen sabor amargo; como muestra, la cúrcuma, el *kale*, el café, el té verde o el cacao (si es dulce es chocolate; el cacao puro es amargo).

Capítulo 11

Ayuna mínimamente
(el cuándo importa tanto como el qué)

El ayuno es el primer principio de la medicina.

RUMI, poeta

El ayuno interminable

Del ayuno se ha escrito tanto en los últimos tiempos que más que intermitente podríamos definirlo como interminable. Es por ello por lo que mi motivación a la hora de escribir este capítulo no es sumar otra tesis más a la cátedra del ayuno, sino aportarte una serie de herramientas prácticas para tu día a día que mejoren tu salud y te acerquen a la buena vida. Si después de leer el capítulo se despierta en ti la curiosidad de saber más sobre el ayuno, te recomiendo que leas el libro de Carlos Pérez y Néstor Sánchez titulado *El ayuno intermitente*. Dicho esto, ¡vamos a la faena! La pregunta del millón es la siguiente: ¿a qué nos referimos cuando hablamos de ayuno intermitente? Una explicación tremendamente sencilla es la que da David Sinclair:

Después de veinticinco años de investigar el envejecimiento y de haber leído miles de artículos científicos, si hay un consejo que pueda ofrecer, una forma segura de mantenerse saludable por más tiempo, algo que puede hacerse para maximizar la esperanza de vida en este momento, es esto: come con menos frecuencia.

En esencia, el ayuno intermitente es comer con menos frecuencia. Consiste en generar un ritmo de alimentación en el que se alternan fases de ayuno, en las que no ingerimos ningún alimento —excepto agua, café e infusiones (sin azúcar)—, con fases en las que nos alimentamos.

Dependiendo de la frecuencia y duración de cada fase, existirán varios tipos de ayuno intermitente:

- Ayunos cortos y frecuentes todos los días o, al menos, varios. Por ejemplo, doce horas de ayuno y doce de alimentación (12/12) o dieciséis horas de ayuno y ocho de alimentación (16/8).
- Ayunos moderados con una frecuencia media: veinticuatro horas de ayuno una vez a la semana.
- Ayunos profundos espaciados en el tiempo: dos o tres días de ayuno varias veces al año.

Nosotros nos vamos a centrar en la mínima dosis efectiva, es decir, en la primera opción, ayunos diarios cortos, de ahí el título «Ayuna mínimamente». Son fáciles de implementar en nuestra vida, muy seguros y tienen multitud de beneficios probados para la salud. Con ello no quiero decir que el resto de los tipos de ayuno no sean adecuados ni beneficiosos. Antes de profundizar en lo que es el ayuno intermitente, vamos a dejar muy clarito lo que no es. No quiero venderte humo, por lo que vamos a hablar de evidencia científica, de biología evolutiva, de coherencia genética y, sobre todo, de salud.

El ayuno intermitente no es algo milagroso

Algunos buscan en el ayuno la solución a todos sus problemas y, aunque es cierto que es una herramienta muy interesante para mejorar nuestra salud, ni es la única ni tampoco es la panacea. El ayuno por sí solo no arreglará nada si no te mueves más, duermes mejor, mantienes a raya el estrés y, por supuesto, te alimentas con comida saludable. Sin duda, es mejor hacer cinco comidas al día de calidad que practicar ayuno intermitente como excusa para consumir comida basura. Si escuchas a alguien hablar de los milagrosos efectos del ayuno intermitente para perder peso... ¡huye! Eso no quiere decir que no sea una buena herramienta en la búsqueda de una composición corporal saludable, pero comparar el ayuno intermitente con la pérdida de peso es igual que decir que una Thermomix es una máquina de picar hielo. Por supuesto que sirve para ello, pero se le puede sacar mucho más partido.

Pero tampoco es algo peligroso

En el otro extremo, desconfía de cualquier «experto en nutrición» que te diga que para estar sano tienes que comer seis veces al día, porque de otra manera corres el riesgo de sufrir bajones de azúcar en sangre y de que tu metabolismo se ralentice. Si el ayuno intermitente fuera peligroso para nuestra salud, sencillamente ni tú ni yo estaríamos aquí, ya que nuestros antepasados no habrían podido sobrevivir. Durante el 99,5 por ciento de la existencia de nuestra especie en este planeta (unas ochenta y cuatro mil generaciones) nuestra supervivencia diaria dependía de lo que cazábamos o recolectábamos; pasábamos buena parte de nuestro tiempo moviéndonos en ayunas en busca de alimentos. En el pasado sobrevivimos gracias a desarrollar la capacidad de almacenar energía en forma de glucógeno y grasa ante la abundancia de comida, para usar dichas reservas energéticas cuando el alimento escaseaba. La evolución permitió al *Homo sapiens* ser el animal más eficiente de toda la naturaleza a la hora de mantener los niveles de glucosa sanguínea estables. Gracias a un páncreas excepcionalmente eficiente, somos capaces de producir insulina (una hormona) cuando la glucosa en sangre está alta, almacenarla en forma de glucógeno en el hígado y los músculos y el excedente en forma de grasa (de ahí el problema de comer demasiado azúcar: es muy fácil convertirla en grasa y va directa al michelín). Al igual que somos muy buenos para ahorrar energía en nuestras reservas, también somos excelentes para tirar de esos *ahorros* cuando son necesarios. Cuando la glucosa está baja en sangre, el páncreas libera otra hormona llamada glucagón, que es la opuesta a la insulina; es capaz de liberar glucosa de las reservas para mantener sus niveles estables en sangre, incluso después de horas sin comer. En el Paleolítico, dependiendo del éxito diario en nuestra búsqueda, no era extraño pasar el día entero sin probar bocado. Por tanto, el ayuno intermitente no es más que un componente de los desafíos evolutivos que nos han hecho humanos.

La práctica del ayuno intermitente no es una moda, es pura coherencia con nuestra biología. Se trata de recuperar la relación natural con la comida y con su ausencia. Lo que ocurre es que, a buena parte de la sociedad actual, la mera idea de pasar un día entero sin comer le parece poco menos que una tortura insoportable. Vivimos instalados en una comodidad que fragiliza nuestro cuerpo y nuestra voluntad. Es un signo de mala salud no poder pasar más de cuatro horas (algunos no llegan ni a dos) sin llevarse nada a la boca y mucho más sentir mareos o debilidad. Si eso te ocurre, es posible que la gestión de la glucosa que hace tu organismo sea muy deficiente y lo más probable es que se deba a que sólo has entrenado el «ahorro energético». No te engañes: a quien más le beneficia una pauta de tres comidas diarias y dos o incluso tres *snacks* es a la industria alimentaria. La ecuación es sencilla: cuanto más comamos, más beneficio obtienen los que venden la comida. Por otro lado, el mayor beneficio lo obtienen con alimentos ultraprocesados de mala calidad y bajo costo. Nadie se hizo de oro vendiendo brócoli... Otra creencia ampliamente extendida es que ayunar ralentiza nuestro metabolismo, lo debilita e incluso llega a destruir nuestros músculos. Por supuesto, en un ayuno prolongado de más de tres días sí puede ocurrir algo así, pero nada de eso sucede con un *ayunito* de unas cuantas horas.

Si te paras a pensar, es muy fuerte que hoy en día mueran más personas por obesidad que de hambre. En las sociedades modernas existe tanta abundancia de comida (de mala calidad) y tanta facilidad para conseguirla que esta, en vez de ser una fuente de salud, se está convirtiendo en causa de enfermedad. Por tanto, no es de extrañar cómo la evidencia científica se acumula en forma de infinidad de estudios en los que se demuestra que el ayuno intermitente (recuerda: alternar ayunos periódicos con periodos normales de alimentación) aporta tremendos beneficios a la salud. En principio, este tipo de ayuno está recomendado para todas las personas, pero, como ves, el ayuno es medicina y, como tal, debemos usarlo con cautela ante determinados casos:

- Las mujeres embarazadas y los niños no deberían realizar ayunos de más de doce horas. Tampoco las personas muy delgadas. Si tomas algún medicamento, consulta con tu médico.
- Es muy importante recalcar que, si has tenido problemas en tu relación con la comida o has sufrido algún tipo de trastorno alimentario (anorexia, bulimia...), no hagas ayunos largos. Una alimentación más estructurada puede ser más recomendable en tu caso.

De cualquier modo, repito, un ayuno de doce horas es tremendamente seguro para la inmensa mayoría de las personas y por ello nos moveremos en esa horquilla a la hora de darte las recomendaciones de este capítulo. Dicho esto, ahora toca profundizar en el porqué de los beneficios del ayuno.

El código binario de nuestras células

Aunque en esencia somos una comunidad de billones de células que viven en consonancia cooperando unas con otras en pos del bien común, es muy importante tener en cuenta que cada una de nuestras células conserva los mecanismos moleculares de supervivencia adquiridos en la época en que eran independientes. El *programa* de supervivencia de los organismos unicelulares consiste en un sistema binario con dos modos bien diferenciados:

- Modo proliferativo: en un entorno favorable, ante abundancia de alimento, se habilita el modo de almacenamiento de energía y reproducción celular.
- Modo regenerativo: cuando el entorno es adverso y el agua y los nutrientes escasean, se paraliza la proliferación celular en favor de realizar tareas de reparación celular (sobre todo centradas en el ADN).

La célula está almacenando nutrientes y proliferando o está reparando partes estropeadas y reciclando aquéllas que ya no le son útiles. Este mecanismo binario, aunque sencillo, es muy astuto, ya que permite ahorrar en recursos energéticos de reproducción y destinarlos a reparar estructuras viejas y dañadas e impide que una célula con desperfectos en su ADN se reproduzca, lo cual conduce muy frecuentemente a la muerte tanto de la célula madre como de la hija. Este programa de supervivencia ha perdurado a lo largo del proceso evolutivo en todas las células de los seres vivos de una manera más compleja, pero muy similar a la de los organismos unicelulares de los que procedemos.

mTOR

En los mamíferos, el modo proliferativo es controlado por la mTOR, una proteína ligada al crecimiento y el desarrollo. Mientras que del modo regenerativo se encarga la AMPK, una proteína activadora de procesos de reciclaje celular como la autofagia. La mTOR (*mammalian target of rapa-macyn* o diana de mamífero de la rapamicina) debe su nombre a la rapamicina, la primera sustancia encontrada capaz de inhibir el crecimiento, que fue descubierta en la isla de Pascua (Rapa Nui). Cuando la célula percibe una gran abundancia de nutrientes (sobretodo glucosa y aminoácidos), activa a mTOR, estimulando rutas metabólicas de síntesis de proteínas y, por tanto, de crecimiento celular.

AMPK

La enzima AMPK (proteína quinasa activada por AMP) es la antítesis de la mTOR. Actúa como un sensor energético que detecta cuándo existe déficit de ATP, nuestra moneda energética, y pone en marcha los mecanismos para obtenerla, usando tanto grasa como glucosa como combustible. Otra función clave de la AMPK ante la carencia energética es detener a la mTOR para frenar la división celular y obligar a la célula a reciclar componentes para construir nuevas estructuras o quemarlos (cuando no se pueden reutilizar) para generar energía en un proceso denominado «autofagia», que literalmente significa «comerse a uno mismo». La AMPK se activa ante condiciones de estrés energético —entendido en este contexto como la ausencia de aminoácidos, glucosa, insulina e IGF1—, poco oxígeno o baja la temperatura. En otras palabras, ante hormesis pura y dura. La activación de la AMPK tiene otro gran beneficio. Además de la autofagia, despierta los vitagenes (vía Nrf2). Si recuerdas, son los genes de la longevidad, que no sólo prolongan la vida, sino que la hacen más sana al activar procesos como la biogénesis mito-condrial y la producción de proteínas citoprotectoras (pro-tegen las células) y sirtuinas. Además, las sirtuinas son unas enzimas que coordinan las labores de reparación del ADN cuando este sufre algún daño, aumentan su vida útil y, por tanto, la nuestra. Pues bien, la evidencia científica nos dice que una de las maneras más potentes de activar las sirtuinas es el ayuno intermitente.

	mTOR	AMPK
Función	Proliferación, crecimiento, desarrollo celular	Autofagia, regeneración, biogénesis mitocondrial
Estímulos	Abundancia de energía, aminoácidos, glucosa, insulina, IGF1, ejercicio de fuerza, mTOR a nivel muscular	Horméticos: ayuno y restricción calórica, frío y calor, hipoxia intermitente, ejercicio físico aeróbico (mejor en ayunas)

¿En qué consiste la autofagia?

La importancia de la autofagia en el campo de la medici-na es tal que la investigación sobre sus mecanismos llevada a cabo por el japonés Yoshinori Ohsumi recibió el Premio Nobel de Medicina en 2016. La autofagia es un proceso de limpieza celular. Las células se comen la basura que van ge-nerando; es el sistema de reciclaje más perfecto del mundo.

Cada una de las células de tu cuerpo se encarga cada día de buscar qué es lo que está dañado, qué es lo que no funciona bien, y asume la tarea de reciclarlo, convertirlo en nuevas moléculas funcionales o usarlo como energía cuando no es aprovechable. Usamos como *combustible* las partes más dañadas de la célula, no lo que funciona a la perfección. Es como si la célula se alimentara de lo dañado para renovarse; de ahí el término *autofagia*. Una disfunción en la autofagia, como la que acontece ante un exceso de mTOR, hace que se acumulen daño y basura celular. Además, no están disponibles las partes aprovechables, por lo que faltan materias primas para reconstruir lo dañado y, al no poder usar como combustible lo inservible, también nos falta energía. Todo ello ocasiona envejecimiento prematuro y enfermedad. ¿Esto quiere decir que siempre debemos intentar inhibir la mTOR? Rotundamente no. Esta cumple funciones vitales para el organismo. Necesitamos activarla para estimular la creación de tejido (proliferación y división celular), reparar lesiones y daños, desarrollar músculo tras el ejercicio y no perder masa muscular con los años (sarcopenia). Al igual que un árbol para su correcto crecimiento, la mTOR necesita una buena poda (AMPK) de vez en cuando. Las células necesitan ciclos (durante el ayuno) en los que se genere una buena autofagia que limpie y repare, entre otras estructuras, su ADN. Seguidos de otra fase de proliferación celular (después de la comida), mediada por la mTOR, en la que el tejido al que pertenece la célula (cerebro, hígado, corazón... en definitiva, cualquier parte del cuerpo) pueda desarrollarse de una manera correcta.

Nuestra salud depende de un correcto equilibrio mTOR-AMPK. Necesitamos momentos en los que la mTOR se active para proliferar y reparar tejidos (en cada comida) y otros en que dé paso a la AMPK (ayuno) para la regeneración y el reciclaje celulares.

Proliferación
Crecimiento

Ayuno
AMPK

Comida
mTOR

Autofagia
Limpieza celular

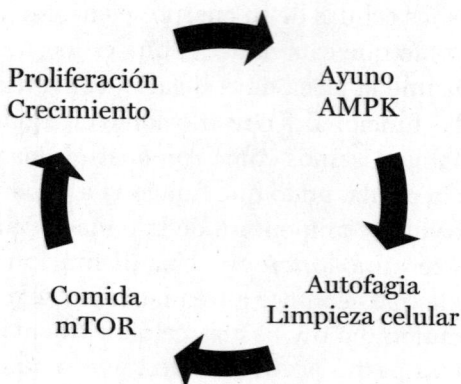

Fuente: Elaboración propia.

El problema es que la vida moderna genera una expresión excesiva de la mTOR, a la vez que inhibe fuertemente la AMPK. Esto hace que la célula no pueda completar las labores de limpieza y reparación y, por tanto acumule daños, en especial en su ADN. Por ello, cuando la célula se multiplica para suplir las células que van muriendo (nuestro organismo es un ciclo continuado de nacimiento y muerte celular), las células resultantes son defectuosas como consecuencia de los fallos en su ADN. Esto ocasiona que el tejido nuevo que se va formando no sea de calidad, lo que conduce a un envejecimiento prematuro de nuestro organismo y a todas las enfermedades crónicas modernas degenerativas, como la artrosis, la osteoporosis, el alzhéimer, el párkinson, las insuficiencias cardíaca y respiratoria, etcétera. En nuestro entorno actual, nos pasamos el día y buena parte de la tarde y de la noche comiendo y picoteando, salvo unas pocas horas en las que dormimos. Muchas personas empiezan y terminan su día comiendo. Si comes cada tres horas, comes cuando tu cuerpo todavía está utilizando los nutrientes de la última comida y la mTOR se mantiene activada.

Patrón de 3 comidas + 2 o 3 *snacks*

«Hay personas que lo último y lo primero que hacen en el día es comer.

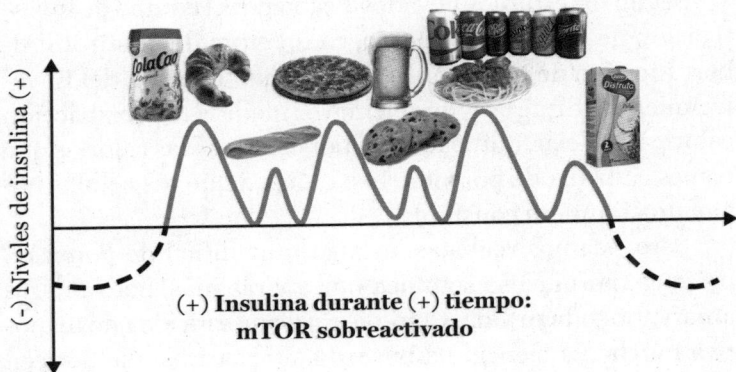

**(+) Insulina durante (+) tiempo:
mTOR sobreactivado**

Fuente: Elaboración propia.

El papel del ejercicio es clave en la regulación de la mTOR y la AMPK, ya que es capaz de activar ambos procesos en distintos lugares del cuerpo a la vez. La actividad física, sobre todo de fuerza, estimula la mTOR en el músculo y la inhibe en las células grasas, y al consumir glucosa favorece la autofagia en el resto del organismo.

Cómo mejorar la autofagia

Esta limpieza celular está muy ligada a nuestro estilo de vida. Cuando comes, tus células no necesitan hacer autofagia porque les das energía. No tienen la necesidad de buscar qué hay por ahí que puedan usar como energía, porque tienen de sobra. Cuando no comes, fuerzas a tus células a buscar lo que no está bien dentro de ellas para quemarlo como energía. Obviamente, esto no puede suceder si nos pasamos todo el día comiendo y picoteando. El exceso de comida bloquea la autofagia. Así que tenemos que dejar de comer para darle tiempo y que pueda cumplir con su cometido.

Según los estudios llevados a cabo por el equipo de investigación de Ana María Cuervo, codirectora del Instituto Albert Einstein de Nueva York para la Investigación del Envejecimiento, lo que la activa en mayor medida es la restricción calórica, es decir, quitarte el 60 por ciento de las calorías que comes cada día de por vida. Eso obliga a que tus células hagan una limpieza constante.

Pero, seamos realistas, es algo muy difícil de poner en práctica, porque eso significa que vivirás más, pero estarás amargado toda tu vida. Como seguro que esta idea no te motiva mucho, la ciencia ha buscado alternativas que fuercen un poco la maquinaria de limpieza, pero con una calidad de vida normal, y como seguro que estás pensando, el ayuno intermitente es una de ellas. Al aumentar el tiempo entre comidas, se activa la autofagia, aunque sigamos comiendo la misma cantidad. O, en otras palabras, concentrar la misma cantidad de calorías en menos comidas.

Nuestras células sólo pueden llevar a cabo la autofagia si no están *ocupadas* en el almacenamiento de nutrientes. Aquí está el quid de la cuestión. Si nos pasamos todo el día comiendo, aunque sean cantidades pequeñitas, nuestras células ocuparán la totalidad de su tiempo en almacenar dichos nutrientes, por lo que no podrán realizar sus funciones de limpieza y se acumulará gran cantidad de *basura celular*, que con el tiempo alterará el correcto funcionamiento de la célula y, por ende, de nuestro organismo. Según la doctora Cuervo: «Lo que deberíamos hacer es comer no más de tres veces al día, y no pasarnos todo el día picoteando porque no le damos tiempo a la autofagia a hacer la limpieza de las células».

Patrón de 3 comidas sin _snacks_

Maximizar la calorías durante las horas del día

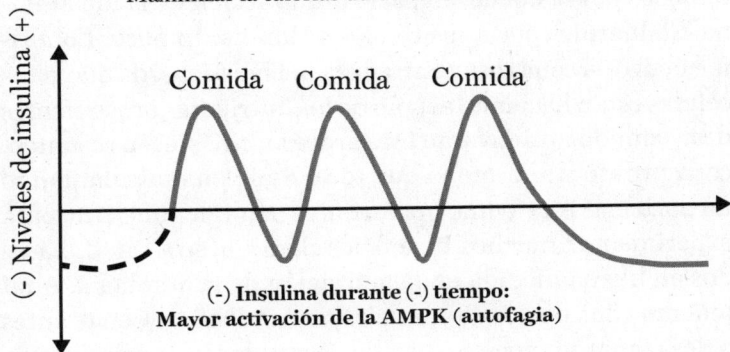

Fuente: Elaboración propia.

¿A partir de cuánto tiempo de ayuno se activa la autofagia?

Esta no se activa de repente tras un número mágico de horas de ayuno, sino que aparece de forma gradual. Y lo mejor de todo es que no necesitamos ayunos muy prolongados para activarla. A partir de ocho horas de intervalo entre comidas, ya se empiezan a activar procesos de autofagia en tu organismo. Cuanto más tiempo mantengas el ayuno, más se prolongará la limpieza celular y, por tanto, mayor será la renovación orgánica. Los mayores beneficios aparecen cuando sobrepasamos la barrera de las doce horas (lo ideal, entre trece y dieciséis).

Tenemos que generar una ventana de tiempo en la que demos espacio al ayuno. Salvo que asaltes la nevera de madrugada, ya practicas el ayuno intermitente cada noche mientras duermes (¡ojalá fuera todo tan sencillo!). Además, el sueño, al igual que el ejercicio físico moderado, activa la autofagia. Los procesos de limpieza celular son mucho más intensos por la noche, en parte por la acción de la melatonina. Si duermes poco, tus células se limpiarán poco. Lo mismo ocurre si cenas muy entrada la noche; recuerda que si tus células están haciendo acopio de los nutrientes provenientes de la comida no activarán este proceso. Así que, en resumen, cena pronto y duerme lo que toca. Simplemente alargando un poco más este ayuno nocturno, es más que suficiente para experimentar muchos beneficios para nuestra salud, basados en buena medida en la activación de la autofagia. Aquí tenemos dos opciones para alargar la ventana. Cenar antes o desayunar un poco más tarde. Por ejemplo, si terminas de cenar a las 21.00 y desayunas a las 9.00 del día siguiente, has pasado doce horas de ayuno. En palabras del doctor e investigador Valter Longo (autor del libro *La dieta de la longevidad*): «Una de las claves de la longevidad es comer entre las 8.00 y las 20.00 horas». Valter Longo lleva treinta años estudiando cómo aumentar la longevidad con un mejor estilo de vida, y en la actualidad dirige el USC Longevity Institute de Los Ángeles.

En este sentido, una revisión sistemática de 2017 sobre el horario y la frecuencia de las comidas en la prevención de enfermedades cardiovasculares concluyó que el mejor enfoque es el siguiente:

- Consumir una mayor proporción de calorías al comienzo del día.
- Utilizar periodos de ayuno constantes de la noche a la mañana.

Estudios con humanos realizados por la profesora Garaulet y sendos equipos de las universidades de Harvard y Tufts, publicados en *International Journal of Obesity*, comprobaron que, cuanto más temprano hagamos las comidas principales del día, más fácil resulta tener un peso saludable y reducir nuestra tensión arterial, el colesterol y el azúcar en sangre. Según el estudio, «el ayuno nocturno permite a nuestro organismo digerir los alimentos y adaptarse a la regulación hormonal nocturna». El ayuno nocturno permite a nuestro aparato digestivo descansar (si comemos a todas horas, le damos trabajo continuo). El tiempo de descanso que le dejamos, el aparato digestivo lo invierte en repararse. Además, investigaciones recientes indican que un ayuno nocturno de al menos doce horas, en el que no se ingiera ningún alimento dos horas antes de ir a la cama, puede ayudar a sincronizar nuestro ritmo circadiano y mejorar la calidad de nuestro sueño. Este hallazgo tiene todo el sentido del mundo, ya que somos seres diurnos y nuestro cuerpo espera recibir más energía de día. Comer antes de acostarse puede interferir con nuestro reloj biológico.

Tip importante: si no tomar ningún alimento desde las 20.00 horas en adelante te parece muy difícil, siempre puedes tomar infusiones (sin cafeína ni azúcar, puedes usar estevia o eritritol para endulzarlas).

Entre mis infusiones favoritas para la noche están:

- Valeriana.
- Lúpulo.
- Manzanilla.
- Pasiflora.
- Melisa.
- Salvia.

De la teoría a la práctica

Vamos a hacer aterrizar todos estos conceptos en la práctica. El ayuno intermitente lo deberíamos de ver como un descanso digestivo en el que permitimos la autofagia. Deberíamos practicarlo de forma fisiológica, al igual que nuestros antepasados durante el día (espaciando las comidas) y la noche (generando un ritmo de comida/ayuno).

Irás, por tanto, generando un cambio lento, poco a poco, según lo que tu cuerpo te vaya autorizando sobre el número de ingestas, para dirigirte hacia un máximo de tres al día (según el apetito que tengas; sin meriendas ni *snacks*): así darás tiempo a tu sistema digestivo a descansar entre comida y comida, y en las horas entre comidas te será más fácil quemar grasa. Es muy importante que comas con apetito. Si no tienes hambre, no debes comer, desayunar ni cenar. No pasa nada por saltarse una comida.

- Come dos o tres veces al día.
- Evita picar entre horas.
- Practica a diario el ayuno nocturno de al menos doce horas (lo ideal es que lo alargues a trece horas) o lo que es lo mismo: concentra las comidas en una franja horaria de doce horas o menos.
- Cena pronto: entre las 20.00 y las 21.00 horas (como máximo).
- Desayuno: entre las 9.00 y 10.00 horas (antes infusiones o café sin azúcar ni leche).
- Si tu ritmo de vida no te permite cenar temprano, no te agobies. Recuerda siempre: mejor haberlo hecho que no haberlo hecho por no poder ser perfecto. Simplemente mira la hora a la que has terminado de cenar y empieza a contar el tiempo desde entonces.

También es importante que:

- Maximices las calorías durante el día y reduzcas las nocturnas.
- Dejes pasar un mínimo de cuatro horas entre comidas.
- Empieces la ventana de alimentación al menos una hora después de levantarte.
- Termines la ventana al menos dos horas antes de dormir.
- Recuerdes que ingerir líquidos sin calorías no rompe al ayuno y es una buena forma de engañar al hambre.

No rompen el ayuno:

- Agua: puedes añadir una cucharada de zumo de limón y su corteza y un poquito de sal. También puedes beber agua con gas.
- Infusiones sin azúcar.
- Café sólo sin azúcar y, si te gusta, con un poco de canela.

En cuanto a los edulcorantes no calóricos, no existe problema en que los uses en pequeñas cantidades, pero, si puedes evitarlos, mejor, ya que el sabor dulce dispara el hambre en nuestro cerebro. Si decides usarlos, el eritritol y la estevia son las mejores opciones. Cuando hablamos de infusiones de plantas y ayuno, el beneficio es doble, ya que, por un lado, nos mantienen hidratados y con la tripa llena y, por otro lado, e incluso más importante, nos brindan la oportunidad de incluir determinadas sustancias naturales que potencian la autofagia mediante la inducción de hormesis en nuestro organismo. Me refiero, sobre todo, al café y el té verde, además de especias como la canela, el jengibre o la cúrcuma.

Algunas combinaciones interesantes para el ayuno:

- Café con un poquito de canela y cardamomo.
- Té verde con jengibre rallado, una rodajita de limón, un poco de cúrcuma y estevia si se desea endulzar.

Otro alimento que potencia los efectos del ayuno (ya sé que suena un poco contradictorio) es el vinagre de sidra de manzana, elaborado a partir de la fermentación aeróbica de los azúcares del zumo de manzana o la sidra. Durante este proceso, los azúcares se convierten principalmente en ácido acético (por ello no rompe el ayuno), lo que, sumado a otros compuestos presentes, como los bioflavonoides, la pectina y el ácido málico, hacen de este aderezo un activador de la autofagia, capaz de acelerar el nivel metabólico del organismo y ayudar a regular los niveles de azúcar en sangre. Para disfrutar de todas sus propiedades, basta con diluir una cucharada de vinagre en un vaso de agua y tomarlo en ayunas. Puedes tomarlo caliente, añadido a tus infusiones.

Existen otros compuestos naturales, como el resveratrol y la berberina (denominados «miméticos del ayuno»), que, tomados como suplemento nutricional, pueden acelerar los beneficios del ayuno, ya que son capaces de maximizar la activación de la AMPK y, por tanto, de la autofagia y de la maquinaria celular de quemar calorías. Estos compuestos ayudan a perder peso y a reducir el colesterol, los triglicéridos y el azúcar sanguíneos elevados. Pero sus beneficios siempre serán marginales comparados con el ayuno. Recuerda: pueden ser un complemento, nunca un sustituto del ayuno.

¡Ojo! Si lo más cerca que has estado de un ayuno en tu vida fue cuando te saltaste el Cola Cao de antes de irte a la cama, quizá un ayuno de dieciséis horas sea demasiado para empezar. Si nunca has espaciado tus comidas, es normal que al principio sientas dolores de cabeza leves y algún que otro mareo. No te agobies. Como siempre, empieza de forma gradual (con ocho horas, después diez, doce, etcétera). Ten en cuenta que, cuanto más practiques el ayuno, mejor será tu flexibilidad metabólica o, lo que es lo mismo, aprovecharás mejor tu grasa como combustible, lo que te hará mucho más tolerable el ayuno, incluso notarás que durante el ayuno mejora tu energía, tu foco mental y tu claridad.

Resumen de mecanismos y beneficios del ayuno intermitente

Como ya hemos hablado de todo esto, trataré de ser breve (aunque no prometo nada). En resumen, los principales mecanismos terapéuticos del ayuno intermitente son:

- Mejora la proliferación y la funcionalidad mitocondrial; en otras palabras, más y mejores mitocondrias.
- Favorece la autofagia (el reciclaje celular) y aumenta la expresión de las sirtuinas, las enzimas de la juventud.
- Regula el equilibrio mTOR/AMPK.
- Aumenta la sensibilidad a la insulina: el ayuno intermitente reduce de modo considerable los niveles de insulina (la insulina elevada facilita la inflamación y el acúmulo de grasa es nuestro cuerpo). Y, en contrapartida, aumenta el glucagón (recuerda que su misión es, precisamente, la contraria: liberar energía acumulada).
- Mejora la flexibilidad metabólica al maximizar el uso de la grasa como combustible energético.
- Tiene un potente efecto antiinflamatorio en el organismo. Como ya sabes, la inflamación crónica es una de las mayores amenazas contra nuestra salud. Cada

vez que comes, nuestro cuerpo tiene diferentes tipos de respuestas, como la activación del sistema inmune (para protegerte de posibles patógenos presentes en la comida). Activar el sistema inmune cada poco tiempo debido al picoteo termina por alterarlo, inflama el organismo, resiente las defensas e incluso favorece la aparición de alergias y enfermedades autoinmunes. En cambio, el ayuno te ayuda a reparar el sistema inmunológico.

Gracias a estos mecanismos, el ayuno produce los siguientes beneficios para la salud:

- Promueve la longevidad (*lifespan*) y el periodo de vida útil libre de enfermedad (*healthspan*).
- Ayuda a sincronizar nuestro ritmo circadiano y así mejora la calidad de nuestro sueño.
- Tiene grandes beneficios cardiovasculares: mejora la sensibilidad a la insulina y la presión arterial. Reduce los triglicéridos y mejora el perfil lipídico, con lo que disminuye el riesgo coronario.
- Promueve la pérdida de peso, al ayudar, al contrario de lo que muchos piensan, a reducir el hambre y retener la masa muscular.
- Fortalece el sistema inmune. Como decía Benjamin Franklin: «Las mejores medicinas son el descanso y el ayuno», y así actúa el instinto natural de los animales ante la enfermedad.
- Convierte nuestro cerebro en antifrágil, al aumentar la llegada de nutrientes (durante el ayuno, la entrada de nutrientes al cerebro desde la sangre se ve tremendamente facilitada), mejorar la neuroplasticidad, favorecer la neurorregeneración y reducir la acumulación de proteínas dañadas en el cerebro. Todo ello ayuda a

prevenir enfermedades neurodegenerativas y mentales, así como a aumentar el bienestar emocional y las capacidades cognitivas.

- Ayuda a luchar contra el cáncer: limita el crecimiento de células cancerígenas y hace más tolerable la quimioterapia. Según un estudio reciente, un periodo de ayuno nocturno de más de trece horas disminuye el riesgo de recurrencia del cáncer de mama.

- En definitiva, mejora nuestro bienestar físico, cognitivo y emocional.

√ Conclusión

Cuando decidimos que queremos dar un cambio a nuestra vida y cuidar nuestra salud, una de las opciones más acertadas es mejorar la calidad de nuestra alimentación. Sin duda, seguir una alimentación ancestral será un punto de inflexión en la calidad de tu vida. Pero muy a menudo olvidamos que no sólo importa lo que comemos, sino cuándo lo comemos. No me cansaré de repetir que somos hijos de la adversidad, pero también de la escasez. Estamos tan adaptados a ellas que las necesitamos para renovarnos y convertirnos en antifrágiles. El hambre ha sido el enemigo número 1 de nuestra especie durante milenios, de ahí que sea uno de los estímulos horméticos más potentes que existen, pero también uno de los más difíciles de gestionar. Nuestro cerebro está programado para comer cuanto más mejor, de ahí que a muchas personas les resulte difícil, sobre todo al principio, eso de ayunar. Pero, con un poco de constancia, nuestro cerebro termina por comprender que no se va a morir de hambre por pasar unas horillas sin llevarnos nada a la boca, y pasamos del desasosiego por la falta de comida al bienestar mental que nos da ser dueños de nuestros impulsos. Hacer un ayuno diario de dieciséis horas aporta múltiples beneficios para la salud, pero también los aporta uno de trece horas. Así que ya sabes: que la búsqueda de la perfección no te impida avanzar. Comprométete con la mínima dosis diaria de ayuno que puedas cumplir y ten paciencia para ir avanzando. La idea es adoptar hábitos que mejoren tu vida, no que te supongan un estrés añadido, por lo que te recomiendo que ayunes mínimamente. Y desde ahí, si tú quieres, hasta el infinito y más allá.

Capítulo 12

Volviendo al origen

Si encuentras a un hombre que enfrenta los peligros con coraje, que no se ve afectado por sus deseos, feliz en la adversidad,
calmado en medio de la tormenta, ¿no es cierto que sentirás
veneración por él?

SÉNECA, filósofo

Reancestralización

Como conclusión, me gustaría volver contigo al origen.
Tranquilo, no voy a pedirte que empieces el libro de nuevo:
en esta ocasión te voy a hablar del excitante estudio del «origen» llevado a cabo por el doctor Leo Pruimboom, en el que
participaron un total de cincuenta y cinco personas con patologías crónicas (artritis, hepatitis, problemas cardiovasculares, síndrome metabólico...).

Lo que se propuso en este estudio resume a la perfección
la filosofía de este libro. Vivir desconectados de la vida ancestral nos conduce a enfermedades crónicas que tratamos
de curar, sin éxito, con fármacos, cuando la solución la tenemos grabada en lo más profundo de nuestros genes. Volver

a la vida del origen de nuestra especie o, lo que es lo mismo, *reancestralizarnos*.

Para el experimento, los participantes vivieron en los Pirineos durante diez días de verano, con temperaturas diurnas de hasta cuarenta y dos grados centígrados, mientras que por la noche bajaban hasta los doce grados, una oscilación térmica brutal. Estaban situados a una altura de entre mil y mil novecientos metros, que de por sí ya inducía en sus cuerpos un estado de hipoxia leve. Caminaban un promedio diario de catorce kilómetros, de fuente de agua a fuente de agua (bebían con mucha sed). Practicaron un ayuno intermitente de dieciséis horas, comían sólo dos veces al día, la comida cruda (ningún producto envasado) que se les proporcionaba y que ellos mismos preparaban al fuego. Además, recolectaban frutos silvestres y fueron a pescar. Dormían en el exterior con saco de dormir, con una hoguera como única fuente de luz y calor. Vivieron en total sincronía con el ritmo del día, puesto que no tenían luz eléctrica ni ningún dispositivo electrónico. Y quizá lo más importante de todo: formaron una tribu en la que cooperaban y lo compartían todo para poder superar el reto de emular la vida de nuestros ancestros. Como ves, los participantes fueron expuestos a todo tipo de estímulos horméticos como el calor y el frío, el sol, la naturaleza en estado puro, el ejercicio físico intenso, el hambre y la sed, restricción de calorías, ayuno intermitente de dieciséis horas, hipoxia intermitente y una reconexión con sus ritmos circadianos. En otras palabras, se convirtieron en los antifrágiles ideales, y esto no lo digo por decir. Volver a vivir una vida puramente humana activó todas las vías moleculares de antifragilidad, lo que generó profundos cambios en múltiples parámetros químicos, clínicos y antropométricos. Los resultados fueron sorprendentes. La glucosa bajaba, el nivel de fatiga y las dolencias disminuían, mejoraban el ánimo y la concentración. La calidad del sueño aumentó de forma exponencial y todos ellos se olvidaron de lo que significaba la palabra *estrés*. Era como si diez días de vida ancestral hubieran borrado, en gran parte, la huella de los estragos de la vida moderna.

Traducir el origen a tu vida diaria

Si te parece que trasladar todo lo anterior, al pie de la letra, a tu vida diaria suena a ficción, estás en lo cierto. Al mostrarte el estudio del «origen» simplemente te marco un ideal, un estándar con el que medirte. En la vida moderna nunca llegaremos a ser como nuestros ancestros, pero al intentarlo nos convertiremos en versiones mejores de nosotros mismos. Pero como ya te he dicho varias veces a lo largo del libro, no dejes que lo perfecto te impida alcanzar lo bueno. No podemos usar la excusa de no poder ir al campo diez días para no introducir en nuestra rutina estos hábitos que, literalmente, pueden cambiar tu vida. Justo esto es lo que pretendo con todas las herramientas que te he dado a lo largo del libro, que en esencia y muy resumidas son:

Reconecta con el ritmo natural de la luz Exponte al sol en la mañana, contempla el atardecer y evita la luz artificial en la noche. Duerme entre siete y ocho horas.
Pasa tiempo en la naturaleza Date baños de bosque a menudo e incorpora elementos naturales en tu vida diaria (pasear por parques, caminar descalzo, pisar el césped, hacer jardinería, etcétera).
Frío intermitente Date una ducha fría diaria de dos minutos.
Calor intermitente Baño caliente o sauna de veinte minutos dos veces por semana.

Técnicas de respiración Cinco o diez minutos al día (por ejemplo, la técnica 4-7-8), más visión panorámica.
Sitting breaks Rompe el tiempo sentado cada media hora (o una hora como máximo) durante uno o dos minutos. Practica ejercicio intenso al menos tres veces por semana.
Muévete en ayunas Al menos media hora de caminata enérgica cinco días por semana. Trata de moverte antes de cada comida.
Ayuno nocturno diario De al menos trece horas. Intenta consumir la mayor parte de las calorías diarias antes de las 15.00 horas.
Dieta basada en comida real, variada y rica en plantas Ideal cincuenta diferentes por semana. Prioriza los amargos como la cúrcuma, el café, el chocolate negro, el té verde, jengibre, cebolla, brócoli, etcétera.
Desafíos cognitivos Aprender cosas nuevas: sudokus, sopas de letras, cuentas mentales...
Crea tu tribu Pasa tiempo con los tuyos, hazles saber que te importan.
Encuentra tu *ikigai* y aprecia lo bueno que tienes en tu vida

Después de la turra que te he dado a lo largo del libro, estoy seguro de que ahora comprenderás que la adversidad es parte de la vida, por lo que la afrontarás con tranquilidad, viendo cada obstáculo como una oportunidad para aprender y mejorar. Trabajarás duro para superarte, pero entenderás que el resultado no estará siempre en tus manos. Sentirás los mismos impulsos que antes, pero ahora serás capaz de domarlos para evitar que te arrastren. Aprenderás a disfrutar con moderación los placeres de la vida, pero sin dejarte esclavizar por ellos. Y si algún día fallas, no te fustigues:

recuerda que el antifrágil ideal no existe. Simplemente reflexiona sobre tu error y define acciones para mejorar.

Ya sé que te he dado una gran cantidad de recomendaciones, pero recuerda: «El cambio más pequeño hace la diferencia más grande». No pretendas cambiarlo todo de golpe. Empieza con aquello que te sea más fácil y poco a poco añade intervenciones a tu lista.

Y, por último, un consejo de amigo. No te tomes la vida demasiado en serio. Como dice Naval Ravikant: «En esencia somos monos con un plan». Y sobre todo, aprende a reírte de ti mismo; en la sociedad actual nos falta un poco de eso, de reírnos un poco de nosotros mismos. Si tienes la capacidad de reírte de ti un poquito todos los días, creo que te irán mejor las cosas.

¡Seguimos en contacto y seguimos caminando juntos!

Con cariño,

ANTONIO VALENZUELA CANOVACA

Agradecimientos

Ni en el mejor de mis sueños pude concebir que una editorial, y menos de la talla de Alienta (Planeta), se interesara en lo que hago tanto como para proponerme escribir un libro. Sin duda, esto es posible gracias a mi querida amiga, y mente privilegiada, la doctora Sari Arponen, que pensó en mí y me propuso a la editorial. Y por supuesto también le agradezco a mi editora, Carola Kunkel, tanto el haber apostado por mí como su apoyo y su paciencia.

Además de a mis dos grandes valedoras y a las personas de la dedicatoria, me gustaría ofrecer mi agradecimiento a todos quienes han hecho posible este libro. A todos mis referentes, de los que he aprendido y en los que me he inspirado. Grandes maestros como Pedro Carrera Bastos, Leo Pruimboom y Miguel Toribio Mateas. Y a autores y divulgadores como Tim Ferriss, Marcos Vázquez, Nassim Taleb, Yuval Noah Harari y Oliver Sacks. Sin su inspiración y su influencia, difícilmente este libro habría existido.

A Néstor Sánchez por escribirme el prólogo y brindarme la oportunidad de colaborar con Regenera. Espero que el futuro nos depare más aventuras juntos.

A Marisa García Alonso, Antonio Hernández y Nuria Coll, además de Sari, por dedicarme esas palabras tan bonitas. Es todo un honor para mí que os haya gustado el libro.

A mi *tribu* del máster de PNI clínica, tanto a los profesores como a los compañeros. En mi mente se han quedado grabados momentos muy especiales con personas geniales, como esos cafés de los descansos, los almuerzos en la terraza arreglando el mundo o esas cenas con algún que otro pisco *sour*. Tendría que nombraros a todos, así que no nombraré a nadie, pero cada cual sabe los momentos que hemos compartido y por los que no tengo palabras para dar gracias a la vida.

A mi querido amigo Jesús Candel, su carisma, humor y fuerza en la lucha por la justicia social y ahora por su salud, son motivo de inspiración para cualquier persona que quiera cambiar su vida.

Por último, deseo agradecer a todas esas personas que me han regalado una sonrisa, unas palabras cariñosas o un gesto de calidez. Han sido unos meses de duro trabajo y, sin duda, vuestro calor (y vuestros cafés) me han ayudado a llevarlo a buen puerto.

Según la ciencia, expresar gratitud mejora nuestra salud. Pues bien: gracias a vosotros, mi salud va a mejorar de manera exponencial. Así que gracias, gracias y gracias.

Bibliografía

Aquí te muestro algunos de los *gigantes* a los que me subí para ver más alto. Sin su inspiración e influencia, difícilmente este libro habría existido:

Aurelio, Marco, *Meditaciones o Soliloquios*, Alianza, Madrid, 2014.

Clear, James, y Gabriela Moya, *Hábitos atómicos: un método sencillo y comprobado para desarrollar buenos hábitos y eliminar los malos*, Diana, Barcelona, 2020.

Cunnane, S., y K. Stewart, (eds.), *Human Brain Evolution: The Influence of Freshwater and Marine Food Resources*, Wiley-Blackwell, Hoboken, Nueva Jersey, 2011.

Darwin, Charles, y W. F. Bynum, *El origen de las especies*, Penguin Clásicos, Barcelona, 2019.

Dawkins, R., *El gen egoísta: las bases biológicas de nuestra conducta* (14.ª ed.), Barcelona, Salvat, 2011.

Epícteto y Sharon Lebell, *Un manual de vida*, publicado por José J. de Olañeta, 1997.

Frankl, Viktor E., y José Freire, *El hombre en busca de sentido*, Herder, Barcelona, 2020.

Harari, Yuval Noah, *Sapiens: de animales a dioses*, Debate, Madrid, 2019.

Hawkins, David R., *Dejar ir: el camino de la liberación*, El Grano de Mostaza, Barcelona, 2014.

Hof, Wim, y Koen De Jong, *El poder del frío: ¿qué puedes aprender del hombre de hielo?*, Obelisco, Barcelona, 2017.

Holiday, Ryan, *El obstáculo es el camino: el arte inmemorial de convertir las pruebas en triunfo*, Océano, Ciudad de México, 2019.

McKeown, Patrick, *El poder del oxígeno: técnicas de respiración sencillas y científicamente probadas que revolucionarán tu salud y tu forma física*, Gaia, Madrid, 2014.

Nesse, Randolph M., «The Importance of Evolution for Medicine», *Evolutionary Medicine and Health: New Perspectives*, Oxford University Press, Inc., Nueva York, 2008.

Nesse, Randolph M., y George C. Williams, *Why We Get Sick: The New Science of Darwinian Medicine*, Vintage Books, Nueva York, 2014.

Seneca, Lucio A., *Los siete libros de la sabiduría: de la divina providencia, De la vida bienaventurada, De la tranquilidad del ánimo, De la constancia del sabio, De la brevedad de la vida, De la consolación, De la pobreza*, Brontes, Barcelona, 2013.

Taleb, Nassim, *Antifrágil: las cosas que se benefician del desorden*, Paidós, Barcelona, 2013.

Vázquez, Marcos., *Invicto: logra más, sufre menos*, Círculo Rojo, Almería, 2021.

Walker, Matthew P., *Por qué dormimos: la nueva ciencia del sueño*, Capitán Swing, Madrid, 2019.

Aquí te dejo otra serie de referencias de libros con una temática similar y muy complementaria a *Hijos de la adversidad* que, sin duda, te acompañarán en tu camino hacia una vida ancestral.

Anitua, Eduardo, *Aprendiendo a respirar mejor*, Teamwork, Vitoria, 2019.

Arponen, Sari, *¡Es la microbiota, idiota! Descubre cómo tu salud depende de los billones de microorganismos que habitan en tu cuerpo*, Alienta, Barcelona, 2021.

—, *El sistema inmunitario por fin sale del armario*, Alienta, Barcelona, 2022.

Carney, Scott, *Lo que no nos mata: cómo el agua helada, la altitud y la exposición a condiciones medioambientales extremas regeneran nuestra fuerza evolutiva perdida*, Gaia, Madrid, 2018.

Hernández, Antonio, *Testosterona: la hormona de la vida*, Alienta, Barcelona, 2022.

Longo, Valter, *La dieta de la longevidad: comer bien para vivir sano hasta los 110 años*, Grijalbo, Barcelona, 2017.

Ober, Clinton, Stephen T. Sinatra y Martin Zucker, *Toma de tierra: con los pies descalzos*, Sirio, México, 2013.

Pérez, Carlos, y Néstor Sánchez, *El ayuno intermitente: gana salud, energía y libertad potenciando los recursos naturales de tu organismo*, Urano, Madrid, 2020.

Vázquez, Marcos, *Fitness revolucionario: lecciones ancestrales para una salud salvaje*, Oberón, Madrid, 2018.

Artículos científicos

Abed, D. A.; Goldstein, M.; Albanyan, H.; Jin, H., y L. Hu, «Discovery of direct inhibitors of Keap1-Nrf2 protein-protein interaction as potential therapeutic and preventive agents potentially be developed into effective therapeutic or preventive agents for a variety of diseases and conditions», *Acta Pharmaceutica Sinica B*, 5(4), (2015), pp. 285-299.

Abraham A.; Sommerhalder K., y T. Abel, «Landscape and well-being: a scoping study on the health-promoting impact of outdoor environments», *Int J Public Health*, 55(1), (2010), pp. 59-69.

Aggarwal, B., y S. Shishodia, «Suppression of the Nuclear Factor–κB Activation Pathway by Spice–Derived Phytochemicals: Reasoning for Seasoning», *Annals of the New York Academy of Sciences* (2005), pp. 434-441.

Ahmed, S. M. U.; Luo, L.; Namani, A.; Wang, X. J., y X. Tang, «Nrf2 signaling pathway: Pivotal roles in inflammation», *Biochimica et Biophysica Acta (BBA) - Molecular Basis of Disease*, 1863(2), (2017), pp. 585-597.

Alfredsson, L., Armstrong, B. K., Butterfield, D. A, *et al.*, «Insufficient Sun Exposure Has Become a Real Public Health Problem», *International Journal of Environmental Research and Public Health*, 17(14), (2020).

Aljadani, H. M.; Patterson, A.; Sibbritt, D., y M. J. Hutchesson, *et al.*, «Diet quality, measured by fruit and vegetable intake, predicts weight change in young women», *Journal of Obesity* (2013).

Alva, N.; Palomeque, J., y T. Carbonell, «Oxidative stress and antioxidant activity in hypothermia and rewarming: can RONS modulate the beneficial effects of therapeutic hypothermia?», *Oxid Med Cell Longev.*, 2013:957054 (2013).

Álvarez Herms, J., «Potenciales aplicaciones de la hipoxia intermitente: individualización del entrenamiento anaeróbico», TDX (Tesis Doctorals en Xarxa), Universitat de Barcelona (2014).

Andrews, P., y R. J. Johnson,. «Evolutionary basis for the human diet: consequences for human health», *Journal of Intern Medicine*, 287(3), (2020), pp. 226-237.

Brooks, A. S.; Henry, A. G., y Dolores R. Piperno, «Microfossils in calculus demonstrate consumption of plants and cooked foods in Neanderthal diets (Shanidar III, Iraq; Spy I and II, Belgium)», *Proceedings of the National Academy of Sciences*, 201016868 (2010).

Bárcena, C.; Mayoral, P., y P.M. Quirós, «Mitohormesis, an Antiaging Paradigm». *Int Rev Cell Mol Biol.*, 340, (2018), pp. 35-77.

Bell, R., Irvine, K.; Wilson, C., y S. Warber, «Dark Nature: Exploring potential benefits of nocturnal nature-based interaction for human and environmental health», *European Journal of Ecopsychology* 5: 1-15 (2014).

Bhakta-Guha, D., y T. Efferth, «Hormesis: Decoding Two Sides of the Same Coin», *Pharmaceuticals* (Basel), Dec 16;8(4): (2015), pp. 865-883.

Bonmati-Carrion, M.A.; Arguelles-Prieto, R.; Martinez-Madrid, M. J.; Reiter, R., Hardeland, R.; Rol, M.A, y J. A. Madrid, «Protecting the Melatonin Rhythm through Circadian Healthy Light Exposure», *International Journal of Molecular Sciences*, 15(12), (2014), pp. 23448-23500.

Booth, F. W; Chakravarthy, M. V., y E. E. Spangenburg, «Exercise and gene expression: physiological regulation of the human genome through physical activity», *J Physiol.*, 543(Pt 2), (2002), pp. 399-411.

Booth, F.W., y S. J. Lees, «Fundamental questions about genes, inactivity and chronic diseases», *Physiol Genomics*, 17;28(2), (2007), pp. 146-157.

Brunt, V. E; Howard, M. J.; Francisco, M. A.; Ely B. R., y C. T. Minson, «Passive heat therapy improves endothelial function, arterial stiffness and blood pressure in sedentary humans», *J Physiol.*, 15;594(18), (2016), pp. 5329-5242.

Bruton, A., y G. T. Lewith, «The Buteyko breathing technique for asthma: a review». *Complement Ther Med.*, 13(1), (2005), pp. 41-46.

Buijze, G. A.; Sierevelt, I. N.; van der Heijden, B. C. J. M.; Dijkgraaf. M. G, y M. H. W., Frings-Dresen, *«The Effect of Cold Showering on Health and Work: A Randomized Controlled Trial»*, *PLoS ONE* 11(9), (2016).

Buttgereit, F.; Smolen, J. S.; Coogan, A. N., y C. Cajochen, «Clocking in: chronobiology in rheumatoid arthritis», *Nat Rev Rheumatol.*, 11(6), (2015), pp. 349-356.

Calabrese, E. J., y M. P. Mattson, , «How does hormesis impact biology, toxicology, and medicine?», *npj Aging Mech Dis* 3, 13 (2017).

Carrera-Bastos, P.; Fontes-Villalba, M.; O'Keefe, J.; Lindeberg, S., y L. Cordain, «The Western diet and lifestyle and diseases of civilization», *Research Reports in Clinical Cardiology*, 2 (2):2-15, (2011).

Castellani, J. W., y A. J. Young, «Human physiological responses to cold exposure: Acute responses and acclimatization to prolonged exposure», *Auton Neurosci*, 196 (2016), pp. 63-74.

Chan, S., y M. Debono, «Replication of cortisol circadian rhythm: new advances in hydrocortisone replacement therapy», *Ther Adv Endocrinol Metab.*, 1(3), pp. 129-138 (2010).

Chang, A. M.; Santhi, N., y M. St. Hilaire, *et al.*, «Human responses to bright light of different durations». *J Physiol.*, 590(13), (2012), pp. 3103-3112.

Chen, H-T.; Yu, C-P., y HY. Lee, «The Effects of Forest Bathing on Stress Recovery: Evidence from Middle-Aged Females of Taiwan», *Forests*, 9(7):403 (2018).

Chiva-Blanch, G., y F. Visioli, «Invited Review Polyphenols and health: Moving beyond antioxidants», *Journal of Berry Research*, 2 (2012), pp. 63-71.

Christoph, H., y Bruce M., Spiegelman, «The role of exercise and PGC1α in inflammation and chronic disease», *Nature*, 454(7203), (2008), pp. 463-469.

Clifford, T.; Howatson, G.; West, D. J., y E. J. Stevenson, «The Potential Benefits of Red Beetroot Supplementation in Health and Disease», *Nutrients*, 2015;7(4), (2015), pp. 2801-2822.

Cordain, L.; Eaton, S. B.; Sebastian, A.; Mann, N.; Lindeberg, S.; Watkins, B.A.; O'Keefe, J. H., y J. Brand-Miller, «Origins and evolution of the Western diet: health implications for the 21st century», *Am J Clin Nutr*, 81(2), (2005), pp. 341-354.

Cornelius, C.; Perrotta, R.; Graziano, A.; Calabrese, E. J., y V. Calabrese, «Stress responses, vitagenes and hormesis as critical determinants in aging and longevity: Mitochondria as a "chi"», *Immun Ageing*, 10(1):15, (2013).

Cuervo, A. M., «Breaking Down Autophagy», *Trends Cell Biology*, Sep; 26(9), (2016), pp. 637-638.

Cuadrado, A.; Manda, G.; Hassan, A.; Alcaraz, J.; Barbas, C.; Daiber, A., y N. R.Victor, «Transcription Factor NRF2 as a Therapeutic Target for Chronic Diseases: A Systems Medicine Approach», *Pharmacol Rev.*,70 (2018), pp. 348-383.

Daanen, H. A., y W. D. van Marken Lichtenbelt, «Human whole body cold adaptation», *Temperature*, 22;3(1), (2016), pp. 104-118.

Dao, A., «Emotional and Social Responses to Stargazing: What Does It Mean To Lose the Dark?», *Honors Projects*, 180 (2016).

Di Donato, A.; Filippone, E.; Ercolano, M. R., y L. Frusciante, «Genome Sequencing of Ancient Plant Remains: Findings, Uses and Potential Applications for the Study and Improvement of Modern Crops», *Front Plant Sci.*, 9:441, (2018).

Dijk, D. J., y A. Skeldon, «Human sleep before the industrial era», *Nature* 527 (2015), pp. 176-177.

Dominoni, D. M.; Helm, B.; Lehmann, M.; Dowse, H. B., y J. Partecke, «Clocks for the city: circadian differences between forest and city songbirds», *Proc R Soc B*, 280: 20130593 (2013).

Drewnowski, A., «Concept of a nutritious food: toward a nutrient density score», *Am J Clin Nutr.*, 82:721-32 (2005).

Dunstan, D. W.; Kingwell, B. A.; Larsen, R.; Healy, G. N.; Cerin, E.; Hamilton, M. T.; Shaw, J. E.; Bertovic, D. A.; Zimmet, P. Z.; Salmon, J., y N. Owen, «Breaking up prolonged sitting reduces postprandial glucose and insulin responses», *Diabetes Care*, 35(5), (2012), pp. 976-83.

Eaton, S. B., y Konner, M., «Paleolithic nutrition. A consideration of its nature and current implications», *N Engl J Med.*, 312(5), (1985), pp. 283-289.

Elshaghabee, F. M. F.; Rokana, N.; Gulhane, R. D.; Sharma, C., y H. Panwar, «Bacillus As Potential Probiotics: Status, Concerns, and Future Perspectives», *Front Microbiol.*, 8:1490 (2017).

Evans, J. A., y A. J. Davidson, «Health consequences of circadian disruption in humans and animal models», *Prog Mol Biol Transl Sci.*, 119 (2013), pp. 283-323.

Fawcett, K. A., y I. Barroso, «The genetics of obesity: FTO leads the way». *Trends Genet.*, 26(6), (2010), pp. 266-274.

Franco, L. S.; Shanahan, D. F., y R. A. Fuller, «A Review of the Benefits of Nature Experiences: More Than Meets the Eye», *Int J Environ Res Public Health*, 14(8):864 (2017).

Franklin, S.; Grey, M. J.; Heneghan, N.; Bowen, L., y F. X. Li, «Barefoot vs common footwear: A systematic review of the kinematic, kinetic and muscle activity differences during walking», *Gait Posture*, 42(3), (2015), pp. 230-239.

Freese, J.; Klement, R. J.; Ruiz-Núñez, B.; Schwarz, S., y H. Lötzerich, «The sedentary (r)evolution: Have we lost our metabolic flexibility?», *F1000Res*, 6:1787 (2017).

Furman, D.; Campisi, J., y E. Verdin, *et al.*, «Chronic inflammation in the etiology of disease across the life span», *Nat Med.*, 25(12), (2019), pp. 1822-1832.

Gao, B.; Doan, A., y B. M Hybertson, «The clinical potential of influencing Nrf2 signaling in degenerative and immunological disorders». *Clinical Pharmacology: Advances and Applications* (2014), pp. 6-19.

Garaulet, M., y P. Gómez-Abellán, «Timing of food intake and obesity: a novel association», *Physiol Behav.*, 134 (2014), pp. 44-50.

Garlow, S.; Musselman, D., y C. Nemeroff, «The neurochemistry of mood disorders: clinical studies». Charney, D.; Nestler, E. y B. Bunney (Ed.), The Neurobiological Foundation of Mental Illness, *Oxford University Press* (1999).

Garmany, A.; Yamada, S., y A. Terzic, «Longevity leap: mind the healthspan gap», *npj Regen Med.*, 6, 57 (2021).

Ghaly, M., y D. Teplitz, «The Biologic Effects of Grounding the Human Body During Sleep as Measured by Cortisol Levels and Subjective Reporting of Sleep, Pain, and Stress», *The Journal of Alternative and Complementary Medicine*, 10(5), (2004), pp. 767-776.

Gilbert, D., «The science behind the smile. Interview by Gardiner Morse», *Harvard Business Review.*, (2012), pp. 84-88.

González Olmo, B. M.; Butler, M. J., y R. M. Barrientos, «Evolution of the Human Diet and Its Impact on Gut Microbiota, Immune Responses, and Brain Health», *Nutrients*, 13(1):196, (2021).

Gurven, M., y H. Kaplan, «Longevity Among Hunter- Gatherers: A Cross-Cultural Examination», *Population and Development Review.* 33, (2007), pp. 321-365.

Hansen, M. M.; Jones, R., y K. Tocchini, «Shinrin-Yoku (Forest Bathing) and Nature Therapy: A State-of-the-Art Review», *Int J Environ Res Public Health*, 14(8):851, (2017).

Herrero, J. L.; Khuvis, S.; Yeagle, E.; Cerf, M., y A. D. Metha, «Breathing above the brain stem: volitional control and attentional modulation in humans», *J Neurophysiol.*, 119(1), (2018), pp. 145-159.

Hine, C. M., y J. R. Mitchell, «NRF2 and the Phase II Response in Acute Stress Resistance Induced by Dietary Restriction», *J Clin Exp Pathol.*, S4(4):7329, (2012).

Hoekstra, S. P.; Bishop N. C.; Faulkner, S. H.; Bailey, S. J., y C. A. Leicht, «Acute and chronic effects of hot water immersion on inflammation and metabolism in sedentary, overweight adults», *J Appl Physiol*, 125(6), (2018), pp. 2008-2018.

Holden, B. A.; Fricke, T. R.; Wilson, D. A.; Jong, M.; Naidoo, K. S.; Sankaridurg, P.; Wong, T. Y.; Naduvilath, T. J., y Resnikoff, S., «Global Prevalence of Myopia and High Myopia and Temporal Trends from 2000 through 2050», *Ophthalmology*, 123(5), (2016), pp. 1036-1042.

Horne, B. D.; Muhlestein, J. B., y J. L. Anderson, «Health effects of intermittent fasting: hormesis or harm? A systematic review», *Am J Clin Nutr.*, 102(2), (2015), pp. 464-470.

Huang, H.; Yan, Z.; Chen, Y., y F. Liu, «A social contagious model of the obesity epidemic», *Sci Rep.*, 6:37961, (2016).

Hybertson, B. M.; Gao, B.; Bose, S. K., y J. M., McCord, «Oxidative stress in health and disease: The therapeutic potential of Nrf2 activation», *Molecular Aspects of Medicine*, 32 (2011), pp. 234-246.

Jabr, F., (s. f.), «How to really eat like a Hunter-gatherer: Why the Paleo diet is half-baked [Interactive and Photographic]», *Scientific American*, (2022).

Kahneman, D.; Beatty, J., y I. Pollack, «Perceptual Deficit during a Mental Task», *Science*, 157, (1967), pp. 218-219.

Katz, D. L., y S. Meller, «Can We Say What Diet Is Best for Health?», *Annual Review of Public Health*, 35:1 (2014), pp. 83-103.

Katzmarzyk, P. T.; Church, T. S.; Craig, C. L., y C. Bouchard, (2009), «Sitting time and mortality from all causes, cardiovascular disease, and cancer», *Medicine and Science in Sports and Exercise*, 41(5), (2009), pp. 998-1005.

Kelly, B., y E. Jacoby, Public Health Nutrition special issue on ultra-processed foods. *Public Health Nutr.*, 21(1), (2018), pp. 1-4.

Kim, J. H., y X. Yang, «Applying fractal analysis to pupil dilation for measuring complexity in a process monitoring task», *Appl Ergon.*, Nov; 65 (2017), pp. 61-69.

Kim, S. A.; Lee, Y. M.; Choi, J. Y.; Jacobs, D. R. Jr., y D. H. Lee, «Evolutionarily adapted hormesis-inducing stressors can be a practical solution to mitigate harmful effects of chronic exposure to low dose chemical mixtures», *Environ Pollut.*, (2018), pp. 725-734.

Konner, M., y S. B. Eaton, «Paleolithic nutrition: twenty-five years later», *Nutr Clin Pract.*, 25(6), (2010), pp. 594-602.

Kopp, W., «How Western Diet And Lifestyle Drive The Pandemic Of Obesity And Civilization Diseases», *Diabetes Metab Syndr Obes.*, 12, (2019), pp. 2221-2236.

Kralova Lesna, I.; Rychlikova, J.; Vavrova, L., y S. Vybiral, «Could human cold adaptation decrease the risk of cardiovascular disease?», *J Therm Biol.*, 52, (2015), pp. 192-198.

Kuipers, R.; Joordens, J., y A. J. Muskiet Frits, «A multidisciplinary reconstruction of Palaeolithic nutrition that holds promise for the prevention and treatment of diseases of civilisation», *Nutrition research reviews*, 25, (2012), pp. 96-129.

Kulterer, O. C.; Niederstaetter, L.; Herz, C. T.; Haug, A. R.; Bileck, A.; Pils, D.; Kautzky-Willer, A.; Gerner, C., y FW. Kiefer, «The Presence of Active Brown Adipose Tissue Determines Cold-Induced Energy Expenditure and

Oxylipin Profiles in Humans», *J Clin Endocrinol Metab.*, 105(7), (2020).

Laukkanen, J. A., y T. Laukkanen, «Sauna bathing and systemic inflammation», *Eur J Epidemiol.*, 33(3), (2018), pp. 351-353.

Laukkanen, T.; Khan, H.; Zaccardi, F., y J. A. Laukkanen, «Association Between Sauna Bathing and Fatal Cardiovascular and All-Cause Mortality Events», *JAMA Intern Med.*, 175(4), (2015), pp. 542-548.

Lawrence, M. A., y P. I. Baker, «Ultra-processed food and adverse health outcomes», *BMJ*, (2019).

Li, Q.; Kobayashi, M.; Kumeda, S.; Ochiai, T.; Miura, T.; Kagawa, T.; Imai, M.; Wang, Z.; Otsuka, T., y T. Kawada, «Effects of Forest Bathing on Cardiovascular and Metabolic Parameters in Middle-Aged Males», *Evid Based Complement Alternat Med.*, 2016:2587381, (2016).

Li, Q.; Kobayashi, M.; Wakayama, Y.; Inagaki, H.; Katsumata, M.; Hirata, Y.; Hirata, K.; Shimizu, T.; Kawada, T.; Park, B. J.; Ohira, T.; Kagawa, T., y Y. Miyazaki, «Effect of phytoncide from trees on human natural killer cell function», *Int J Immunopathol Pharmacol.*, 22(4), (2009), pp. 951-959.

Lin, Z.; Vasudevan, B.; Jhanji, V.; Mao, G. Y.; Gao, T. Y.; Wang, F. H.; Rong, S. S.; Ciuffreda, K. J., y Y. B. Liang, «Near work, outdoor activity and their association with refractive error», *Optom Vis Sci.*, 91(4), (2014), pp. 376-378.

Lindeberg, S., «Paleolithic diets as a model for prevention and treatment of Western disease». *Am J Hum Biol.*, 24(2), (2012), pp. 110-115.

Logan, A. C.; Katzman, M. A., y V. Balanzá-Martínez, «Natural environments, ancestral diets, and microbial ecology: is there a modern "paleo-deficit disorder"?», parte I, *J Physiol Anthropol.*, 34(1):1, (2015).

Logan, A. C.; Katzman, M. A., y V. Balanzá-Martínez, «Natural environments, ancestral diets and microbial ecology: is there a modern "paleo-deficit disorder"?», parte II, *Physiol Anthropol.*, 34(1):9 (2015).

London, D. S., y B. Beezhold, «A phytochemical-rich diet may explain the absence of age-related decline in visual acuity of Amazonian hunter-gatherers in Ecuador», *Nutr Res.* 35(2) (2015), pp. 107-117.

Long, E., «Evolutionary medicine: Why does prevalence of myopia significantly increase?», *Evol. Med Public Health*, 2018(1), (2018), pp. 151-152.

Lugo Machado, J. A.; Gutiérrez-Pérez, M. L.; Yocupicio-Hernández, D.I., y M. P. Huepo-Pérez, «Neurociencia del Sueño: Revisión Narrativa», *Rev Med Clin*, 2021.

Luiten, C. M.; Steenhuis, I. H.; Eyles, H.; Ni Mhurchu, C., y W. E. Waterlander, «Ultra-processed foods have the worst nutrient profile, yet they are the most available packaged products in a sample of New Zealand supermarkets», *Public Health Nutr.*, 19(3), (2016), pp. 530-538.

Moleón, M.; Sánchez-Zapata, J. A.; Margalida A.; Carrete, M.; Owen-Smith, N., y J. A., Donázar, «Humans and Scavengers: The Evolution of Interactions and Ecosystem Services», *BioScience* 64(5), (2014), pp. 394-403.

Martel, J.; Ko, Y. F.; Young, J. D., y D. M. Ojcius, «Could nasal nitric oxide help to mitigate the severity of COVID-19?», *Microbes Infect.*, 22(4-5), (2020), pp. 168-171.

Martín, A. J.; Romero, E., y M. De Mier, «La obstrucción nasal crónica». *FMC.*, 13 (2006), pp.112-121.

Miyashita, M.; Burns, S. F., y D. J. Stensel, «Accumulating short bouts of brisk walking reduces postprandial plasma triacylglycerol concentrations and resting blood pressure in healthy young men», *Am J Clin Nutr.*, 88 (2008), pp. 1225-1231.

Masset, G.; Scarborough, P.; Rayner, M.; Mishra, G., y E. J. Brunner, «Can nutrient profiling help to identify foods which diet variety should be encouraged? Results from the Whitehall II cohort», *Br J Nutr.*, 113 (2015), pp. 1800-1809.

Masuki, S.; Mori, M.; Tabara, Y.; Sakurai, A.; Hashimoto, S.; Morikawa, M.; Miyagawa, K.; Sumiyoshi, E.; Miki, T.; Higuchi, K., Nose H., y Shinshu University Genetic Research Consortium, «The factors affecting adherence to a long-term interval walking training program in middle-aged and older people», *J Appl Physiol.*, 118(5), (2015), pp. 595-603.

Mattson, M. P., «Hormesis Defined», *Ageing research reviews*, 7(1), (2008), pp. 1-7.

Matzinger, M.; Fischhuber, K., y E. H. Heiss, «Activation of Nrf2 signaling by natural products. Can it alleviate diabetes?», *Biotechnology Advances*, 36(6), (2028), pp. 1738-1767.

Mavrogianni, A.; Johnson, F.; Ucci, M.; Marmot, A.; Wardle, J.; Oreszczyn, T., y A. Summerfield, «Historic Variations in Winter Indoor Domestic Temperatures and Potential Implications for Body Weight Gain», *Indoor Built Environ.*, 22(2), (2013), pp. 360-375.

Melamed, Y.; Kislev, M.; Geffen, E.; Lev-Yadun, S., y N. Goren-Inbar, «The plant component of an Acheulian diet at Gesher Benot Ya'aqov», Israel, Proceedings of the National Academy of Sciences, 113 (2016), pp. 14674-14679.

Mercader, J., «Mozambican grass seed consumption during the Middle Stone Age», *Science (New York, N.Y.)*, 326(5960), (2009), pp. 1680-1683.

Moan, J.; Grigalavicius, M.; Dahlback, A.; Baturaite Z., y A. Juzeniene, «Ultraviolet-radiation and health: optimal time for sun exposure», *Adv Exp Med Biol.*, 810 (2014), pp. 423-428.

Monteiro, C.A.; Cannon, G.; Levy, R. B.; Moubarac, J. C.; Louzada, M. L.; Rauber, F.; Khandpur, N.; Cediel, G.; Neri, D.; Martinez-Steele, E.; Baraldi, L. G., y P. C. Jaime, «Ultra-processed foods: what they are and how to identify them», *Public Health Nutr.*, 22(5), (2019), pp. 936-941.

Monteiro, C.A.; Cannon, G.; Moubarac, J. C.; Levy, R. B.; Louzada, M. L. C., y P. C Jaime, «The UN Decade of Nutrition, the NOVA food classification and the trouble with ultra-processing», *Public Health Nutr.*, 21(1), (2018), pp. 5-17.

Monteiro, C., «Nutrition and health. The issue is not food, nor nutrients, so much as processing», *Public Health Nutrition*, 12(5), (2009), pp.729-731.

Moore, R. Y., «Suprachiasmatic nucleus in sleep-wake regulation», *Sleep Med.*, 8 Suppl 3, (2007), pp. 27-33.

Moosavi, F.; Hosseini, R.; Saso, L., y O. Firuzi, «Modulation of neurotrophic signaling pathways by polyphenols», *Drug Design, Development and Therapy*, 10, (2016), pp. 23-42.

Morin, C. M.; Drake, C. L.; Harvey, A. G.; Krystal, A. D.; Manber, R.; Riemann, D., y K. Spiegelhalder, «Insomnia disorder», *Nat Rev Dis Primers.*, 1:15026 (2015).

Mummolo, S.; Nota, A.; Caruso, S.; Quinzi, V., Marchetti E., y G. Marzo, «Salivary Markers and Microbial Flora in Mouth Breathing Late Adolescents», *Biomed Res Int.*, (2018).

Muskiet, F. A. J., «Pathophysiology and Evolutionary Aspects of Dietary Fats and Long-Chain Polyunsaturated Fatty Acids across the Life Cycle». Montmayeur, J. P., le Coutre, J., (Eds.), *Fat Detection: Taste, Texture, and Post Ingestive Effects*, Boca Raton (FL): CRC Press/Taylor & Francis, cap. 2, (2010).

Musseau, D., «Mouth Breathing and Some of Its Consequences», *Int J Orthod Milwaukee*, 27(2), (2016), pp. 51-54.

Nowozin, C.; Wahnschaffe, A.; Rodenbeck, A.; de Zeeuw, J.; Hädel, S.; Kozakov, R., Schöpp, H.; Münch, M., y D. Kunz, «Applying Melanopic Lux to Measure Biological Light Effects on Melatonin Suppression and Subjective Sleepiness», *Curr Alzheimer Res.*, 14(10), (2017), pp. 1042-1052.

Nygaard, H.; Tomten, S.; Høstmark, A., «Slow postmeal walking reduces postprandial glycemia in middle-aged women», *Applied Physiology, Nutrition, and Metabolism*, 34 (6), (2009), pp. 1087-1092

O'Keefe, J. H.; Torres-Acosta, N.; O'Keefe, E. L.; Saeed, I. M.; Lavie, C. J.; Smith, S. E., y Ros, E., «A Pesco-Mediterranean Diet With Intermittent Fasting», JACC Review Topic of the Week. *J Am Coll Cardiol.*, 76(12), (2020), pp. 1484-1493.

Oschman, J. L.; Chevalier, G., y R. Brown, «The effects of grounding (earthing) on inflammation, the immune response, wound healing, and prevention and treatment of chronic inflammatory and autoimmune diseases», *J Inflamm Res.*, 8 (2015), pp. 83-96.

Owen, N.; Healy, G. N.; Matthews, C. E., y D. Dunstan, «Too much sitting: the population-health science of sedentary behaviour», *Exerc Sport Sci Rev.*, 38(3), (2010), pp. 105-113.

Owen, N.; Sparling, P. B.; Healy, G. N.; Dunstan, D. W., y C. E. Matthews, «Sedentary behavior: emerging evidence for a new health risk», *Mayo Clin Proc.*, 85(12), (2010), 1138-1141.

Pallister, T., y T. D. Spector, «Food: a new form of personalized (gut microbiome) medicine for chronic diseases?», *J R Soc Med.*, 109(9), (2016), pp. 331-336.

Patrick, R. P., Johnson, T. L., «Sauna use as a lifestyle practice to extend healthspan», *Exp Gerontol.*, 154:111509, (2021).

Parkinson, L., y S. Cicerale, «The Health Benefiting Mechanisms of Virgin Olive Oil Phenolic Compounds», *Molecules*, 21, 1734, (2016).

Pérez-León, J. A., y B. R. Lane, «Las células con melanopsina: nuevos fotorreceptores en la retina de los vertebrados», *Rev Educ Bioquímica*, 28(1), (2009), pp. 9-18.

Pruimboom, L., Muskiet, F. A. J., «Intermittent living; the use of ancient challenges as a vaccine against the deleterious effects of modern life - A hypothesis», *Med Hypotheses*, Nov; 120, (2018), pp. 28-42.

Pruimboom, L.; Raison, C. L., y F. A. Muskiet, «Physical Activity Protects the Human Brain against Metabolic Stress Induced by a Postprandial and Chronic Inflammation», *Behav Neurol.*, 2015:569869, (2015).

Raichlen, D. A., «Physical activity patterns and biomarkers of cardiovascular disease risk in hunter-gatheres», *American Journal of Human Biology*, 27723159, (2016).

Ratliff, J. C.; Mutungi, G.; Puglisi, M. J.; Volek, J. S., y M. L. Fernandez, «Eggs modulate the inflammatory response to carbohydrate restricted diets in overweight men», *Nutrition & Metabolism*, 5:6 (2008).

Romero, F. R.; Farías, J. M., «La medicina evolutiva o darwiniana», *Revista de la Facultad de Medicina (México)*, 57(2), (2014), pp. 5-14.

Rook, G. A., Raison, C. L., Lowry, C. A., «Microbial 'old friends', immunoregulation and socioeconomic status», *Clin Exp Immunol.*, 177(1), (2014), pp. 1-12.

Ruiz-Núñez, B.; Pruimboom, L.; Dijck-Brouwer, D. A., y F. A. Muskiet, «Lifestyle and nutritional imbalances associated with Western diseases: causes and consequences of chronic systemic low-grade inflammation in an evolutionary context», *J Nutr Biochem.*, 24(7), (2013), pp. 1183-1201.

Saeidifard, F.; Medina-Inojosa, J.; Supervia Pola, M.; Olson, T. P. Somers, V. K.; Erwin, P. J., y F. Lopez-Jimenez, «Differences of energy expenditure while sitting versus standing: A systematic review and meta-analysis», *European Journal of Preventive Cardiology*, 25, (2018).

Sansone, R. A., y L. A. Sansone, «Gratitude and well-being: the benefits of appreciation», *Psychiatry*, 7(11), (2010), pp. 18-22.

Schmid, D.; Ricci, C., y M. F. Leitzmann, «Associations of objectively assessed physical activity and sedentary time with all-cause mortality in US adults: the NHANES study», *PLoS One*, 10(3):e0119591, (2015).

Shevchuk, N., «Adapted cold shower as a potential treatment for depression», *Medical hypotheses*. 70 (2008), pp. 995-1001.

Young, S. N., «How to increase serotonin in the human brain without drugs», *J Psychiatry Neurosci*, 32(6), (2007), pp. 394-399.

Simopoulos, A., «Evolutionary Aspects of Diet: The Omega-6/Omega-3 Ratio and the Brain», *Molecular neurobiology*, 44 (2011), pp. 203-215.

Sokal, P., y K. Sokal, «The neuromodulative role of earthing», *Medical Hypotheses*, 77(5), (2011), pp. 824-826.

Son, T. G., Camandola, S., M. P. Mattson, «Hormetic dietary phytochemicals», *Neuromolecular Med.*, 10(4), (2008), pp. 236-246.

Sone, T.; Nakaya, N.; Ohmori, K.; Shimazu, T.; Higashiguchi, M.; Kakizaki, M.; Kikuchi, N.; Kuriyama, S., y I. Tsuji, «Sense of life worth living ('ikigai') and mortality in

Japan: Ohsaki Study», *Psychosom Med.*, 70(6), (2008), pp. 709-715.

Southgate, D. A. T.; Hawkes, K.; Oftedal, O. T., y I. Crowe, «Nature and Variability of Human Food Consumption [and Discussion]. Philosophical Transactions», Biological Sciences, vol. 334, n.º 1270, (1991), pp. 281-288.

Spector, T., «I spent three days as a hunter-gatherer to see if it would improve my gut health», *The Conversation*, 2017.

Studenski, S.; Perera, S.; Patel, K.; Rosano, C.; Faulkner, K.; Inzitari, M.; Brach, J.; Chandler, J.; Cawthon, P.; Connor, E. B.; Nevitt, M.; Visser, M.; Kritchevsky, S.; Badinelli, S.; Harris, T.; Newman, A. B.; Cauley, J.; Ferrucci, L., y J. Guralnik, «Gait speed and survival in older adults», *JAMA*, 305(1), (2011), pp. 50-58.

Sueiro Blanco F.; Estévez Schwarz I.; Ayán, C.; Cancela, J., y V. Martín, «Potential benefits of non-pharmacological therapies in fibromyalgia», *Open Rheumatol J*, 2, (2008), pp. 1-6.

Onge, M. P.; Ard, J., Baskin; M. L., Chiuve, S. E., Johnson, H. M., Kris-Etherton, P., Varady, K., American Heart Association Obesity Committee of the Council on Lifestyle and Cardiometabolic Health; Council on Cardiovascular Disease in the Young; y Council on Clinical Cardiology and Stroke Council, «Meal Timing and Frequency: Implications for Cardiovascular Disease Prevention: A Scientific Statement From the American Heart Association», Circulation, 135(9):e96-e121 (2017).

Tamkin, J., «Impact of airway dysfunction on dental health», *Bioinformation*, 16(1), (2020), pp. 26-29.

Tassani, S.; Font-Llagunes, J. M.; González Ballester, M. Á., y J. Noailly, «Muscular tension significantly affects stability in standing posture», *Gait Posture*, 68, (2019), pp. 220-226.

Tebay, L. E.; Robertson, H.; Durant, S. T.; Vitale, S. R.; Penning, T. M.; Dinkova-Kostova, A. T., y J. D. Hayes, «Mechanisms of activation of the transcription factor Nrf2 by redox stressors, nutrient cues, and energy status and the pathways through which it attenuates degenerative disease», *Free Radic Biol Med.*, 88(Pt B), (2015), pp. 108-146.

Toribio-Mateas, M., «Harnessing the Power of Microbiome Assessment Tools as Part of Neuroprotective Nutrition and Lifestyle Medicine Interventions», *Microorganisms*, (2):35 (2018).

Tsai, S. R., y M. R. Hamblin, «Biological effects and medical applications of infrared radiation», *J Photochem Photobiol B.*, 170, (2017), pp. 197-207.

Tsai, S. R., y M. R. Hamblin, «Biological effects and medical applications of infrared radiation», *J Photochem Photobiol B.*, 170 (2017), pp. 197-207.

Van der Wall, E. E., «Sauna bathing: a warm heart proves beneficial». *Neth Heart J.*, 23(5), (2015), pp. 247-248.

Verdolini, R.; Bugatti, L.; Filosa, G.; Mannello, B.; Lawlor, F., y R. R Cerio, «Old fashioned sodium bicarbonate baths for the treatment of psoriasis in the era of futuristic biologics: an old ally to be rescued», *J Dermatolog Treat.*, 16(1), (2005), pp. 26-30.

Veron, H. L., *et al.*, «Implicações da respiração oral na função pulmonar e músculos respiratórios», *CEFAC*, 2016, vol. 18, n.º 1, pp. 242-251.

Voss, C., y G. Sandercock, «Aerobic fitness and mode of travel to school in English schoolchildren», *Med Sci Sports Exerc.*, 42(2), (2010), pp. 281-7.

Warber, S. L.; DeHudy, A. A.; Bialko, M. F.; Marselle, M. R., y K. N. Irvine, «Addressing 'Nature-Deficit Disorder': A Mixed Methods Pilot Study of Young Adults Attending a Wilderness Camp», *Evid Based Complement Alternat Med.*, 2015:651827 (2015).

Wilson, K. A.; A. MacNamara, «Savor the moment: Willful increase in positive emotion and the persistence of this effect across time», *Psychophysiology*, 58(3), (2021).

Wood, B.; Rea, M. S.; Plitnick, B., y M. G. Figueiro, «Light level and duration of exposure determine the impact of self-luminous tablets on melatonin suppression», *Appl Ergon.*, 44(2), (2013), pp 237-240.

Yamanaka, K., y M. Kawakami, «Convenient evaluation of mental stress with pupil diameter», *Int J Occup Saf Ergon.*, 15(4), (2009), pp. 447-450.

Yashin, A. I., «Hormesis against aging and diseases: using properties of biological adaptation for health and survival improvement», *Dose Response*, 8(1), (2008). pp. 41-47.

Zaccaro, A.; Piarulli, A.; Laurino, M.; Garbella, E.; Menicucci, D.; Neri, B., y A. Gemignani, «How Breath-Control Can Change Your Life: A Systematic Review on Psycho-Physiological Correlates of Slow Breathing», *Front. Hum. Neurosci*, 12:353 (2018).

Zarza-Rebollo, J. A.; Molina, E., y M. Rivera, «The role of the FTO gene in the relationship between depression and obesity. A systematic review», *Neurosci Biobehav Rev.*, 127 (2021), pp. 630-637.

Zhang, X.; Shu, XO., y YB Xiang, *et al.*, «Cruciferous vegetable consumption is associated with a reduced risk of total and cardiovascular disease mortality», *The American Journal of Clinical Nutrition*, 94(1), (2011), pp. 240-246.

Zhao, W.; Ukawa, S., y T. Kawamura, *et al.*, «Health Benefits of Daily Walking on Mortality Among Younger-Elderly Men With or Without Major Critical Diseases», en «New Integrated Suburban Seniority Investigation Project: A Prospective Cohort Study». *J Epidemiol.*, 25(10), (2015), pp. 609-616.

Zheng, W.; Zhang, X.; Dong, J., y J. He. «Facial morphological characteristics of mouth breathers vs. nasal breathers: A systematic review and meta-analysis of lateral cephalometric data», *Exp Ther Med.*, 19(6), (2020), pp. 3738-3750.

Podcast recomendados

Quien me conoce sabe que soy un gran fan de los podcast, nos acompañan a mi y a mis perros siempre que salimos a correr. También se los recomiendo a mis pacientes para que extraigan herramientas útiles en cuanto a un estilo de vida más saludable y una mejor toma de decisiones. Entre mis podcast recomendados (qué no los únicos) estarían:

— Slow Medicine Revolution con las doctoras, África Villarroel, Sari Arponen y Susan Judas
— Soycomocomo con Núria Coll
— Radio Fitness Revolucionario con Marcos Vázquez
— Entiende tu mente con Luis Muiño, Mónica Gonzalez y Molo Cebrián
— El podcast de Jana Fernández
— Regenera con Carlos Pérez
— Kaizen con Jaime Rodríguez de Santiago
— El estoico con Pepe García
— El rincón de Aquiles con David Valero y Sergio San Juan

Webgrafía

Aquí te comparto algunas webs interesantes que te facilita-
rán el camino hacia una vida ancestral:

<https://emoverepni.com/intermittent-living/>. Por si quie-
    res experimentar en primera persona la experiencia del
    estudio del origen.
Vázquez, M., <https://www.fitnessrevolucionario.compaleo
    litica/>.
Wills, L., <https://a-taraxia.es/>. Para profundizar en la ex-
    posición al frío y la respiración.